Hashimoto Healing

Weitere Bücher des Autors

Hashimoto und Basedow
Die Schilddrüse
Schilddrüsenknoten
Die Schilddrüsenmassage
Kraft und Balance der Elemente
Das Burnout-Syndrom
Quantenheilung – Möglichkeiten der Eigentherapie
Die Heilkunst der Hexen
und Mönche
Homöopathie für die Liebe
Homöopathie für Einsteiger
und Fortgeschrittene
Schmerzen heilen
Eisenmangel heilen
Ängste heilen

Dr. med. Berndt Rieger

Hashimoto Healing

Die ganzheitliche Behandlung der Hashimoto-Thyreoiditis

3.Auflage November 2013

Inhaltsverzeichnis

Einleitung

Wenn Sie bei einem Kassenarzt die Diagnose „Hashimoto-Thyreoiditis“ gestellt bekommen, erhalten Sie dabei in den meisten Fällen gleich drei fragwürdige Informationen auf einmal:

1. „Diese Form der Entzündung der Schilddrüse ist unheilbar.“

2. „Diese Entzündung führt im Laufe der Jahre zur vollständigen Auflösung der Schilddrüse und mündet deshalb unweigerlich in eine Unterfunktion.“

3. „Die einzige Form der sinnvollen medizinischen Behandlung besteht in der Gabe von L-Thyroxin, als Schilddrüsenhormonersatz.“

Mehrere zehntausend Menschen in Deutschland erhalten jährlich diese Diagnose. Viele davon sind erleichtert, denn sie haben nun eine Erklärung dafür, warum es ihnen schon so lange schlecht geht. Und sie werden erfüllt von Hoffnung, dass von nun an sich alles wieder sehr schnell verbessern wird und sie bald wieder gesund sein werden. Leider ist das dann aber nur sehr selten der Fall. Für die meisten Betroffenen beginnt ganz im Gegenteil ein langjähriger Leidensweg. Warum ist das so? Weil die drei Informationen, die Sie zu Beginn der Erkrankung in den meisten Fällen erhalten haben, nur sehr selten zutreffen, und eine allgemeine medizinische Vorgehensweise nach sich ziehen, die für viele Menschen schädlich ist. Da man nämlich alle Menschen mit Hashimoto-Thyreoiditis über einen Leisten schlägt, die Krankheit zuerst als schwerwiegend und hoffnungslos darstellt und eine Therapie vorschlägt, die nur in einzelnen Fällen segensreich wirken kann, ist in den letzten Jahrzehnten, in denen diese Praxis geübt wird, für hunderttausende Menschen ein großes Leid entstanden. Manche davon, etwa tausend im Jahr, kommen dann in meine Praxis. Mehr kann ich aus Termingründen gar nicht aufnehmen. Weitere tausend fragen nach einem Termin, können aber wegen Überfüllung nicht mehr untergebracht werden. Und diese Menschen erzählen mir alle von ihrer Empörung, ihrer Enttäuschung über die „Schulmedizin", wie man sie gerne nennt. Kassenmedizin ist der bessere Ausdruck. Krankheiten werden heute verwaltet unter ökonomischen Gesichtspunkten, und deshalb ist es auch so, dass man sich um Hashimoto-Kranke nicht kümmert. Das wäre zu aufwendig, zu kompliziert. Einfacher ist es da, gar nichts zu tun, oder zumindest sehr wenig. Sagen, dass man ohnehin nichts machen kann. Kontrollieren, um dabei Ziffern abrechnen zu können, nicht aber, um Heilverläufe zu beobachten. L-Thyroxin verschreiben, weil man bei so genannten „Fortbildungen" hört, dass das gut sei. Fortbildungen, die von den Herstellern von L-Thyroxin gesponsert werden. Es ist das ein großes Elend, finde ich. Seitdem ich damit begonnen habe, Heilpraktiker und Ärzte in der ganzheitlichen Therapie der Hashimoto-Thyreoiditis auszubilden, hat sich diese Situation etwas gebessert, aber die Fülle der leidenden Menschen ist immer noch erdrückend und es gibt wenig Hilfe. Man könnte da rund um die Uhr arbeiten und würde nur einen Bruchteil der Betroffenen behandeln können. Dieser Missstand ist unhaltbar, und deshalb schreibe ich nun schon das fünfte Buch, das sich mit der Schilddrüse und ihrer großen Bedeutung für den Körper, den Geist und die Seele des Menschen beschäftigt. Ich schreibe diese Bücher, um Menschen aus meiner Praxis zu erzählen. Um ihnen Arzneien an die Hand zu geben, die ihnen helfen, Schilddrüsenkrankheiten zu überwinden. Ich plädiere für Schilddrüsenpflege. Ich möchte den Menschen zu Bewusstsein bringen, wie wichtig es ist, im Leben über eine gesunde, leistungsfähige Schilddrüse verfügen zu können. Wo dieses wunderbare Organ arbeitet, ist Leistungsfähigkeit, Selbsterfüllung und Glück erreichbar, denn es ist die Schilddrüse, die es uns erlaubt, uns in unseren Anlagen überhaupt zu entfalten, und unseren Weg im Leben zu gehen. Eine kranke Schilddrüse aber baut Mauern auf, die uns eingrenzen, die uns hemmen, die bewirken, dass wir seelisch um uns kreisen, und in Schwäche und Depression verfallen. Ich wünsche mir, dass sich durch meine Bücher der Blick anderer Therapeuten weitet und man ein neues Verständnis für die Schilddrüse entwickelt, anstatt Schilddrüsenkranke mit L-Thyroxin abzuspeisen oder knotige oder entzündete Schilddrüsen gleich chirurgisch entfernen zu wollen. Einiges hat sich in den Jahren seit der ersten Veröffentlichung, dem Buch „Die Schilddrüse. Balance für Körper und Seele", schon getan. Das Verständnis über die hohe Bedeutung der Schilddrüse als Organ ist gewachsen, und viele Menschen haben auch schon Rezepte für die Eigenbehandlung mit Erfolg ausprobiert. Ich bekomme viele positive Rückmeldungen und möchte mich an dieser Stelle auch für diese Ermutigung bedanken, möchte aber nicht locker lassen und hoffe, dass sich in Bezug auf das allgemeine Verständnis der Schilddrüse

und den Umgang mit Schilddrüsenkrankheiten etwas ändert und den Menschen geholfen wird.
Dieses Buch soll vor allem jenen Menschen, die an einer Hashimoto-Thyreoiditis leiden, dazu dienen, die Arzneien aufzuspüren, die sie brauchen, um von dieser Autoimmunerkrankung der Schilddrüse wieder zu gesunden. Es soll ihnen zeigen, wie man diese Arzneien richtig anwendet. Und die gute Botschaft gleich vorweg: Wenn Sie als Schilddrüsenkranke an Ihrer Gesundung arbeiten, werden Sie in einem großen Teil der Fälle auch geheilt werden. Mit dieser Aussage kommen wir zum ersten Punkt der oben erwähnten fragwürdigen Informationen zur Hashimoto-Thyreoiditis, die wir in der Überschrift auch gleich umformulieren wollen.

Diese Form der Entzündung der Schilddrüse ist heilbar!

Etwa jede zehnte Frau in Deutschland leidet an Hashimoto-Thyreoditis, so die Statistik. Glücklicherweise ist Papier geduldig. So schlimm ist es nun auch wieder nicht. Nach meiner Erfahrung wird nur ein kleiner Bruchteil dieser Menschen das Schicksal einer völligen Auflösung der Schilddrüse erleben. Ein Großteil der Menschen hingegen wird die Krankheit ganz von selbst überwinden. Es braucht nur Zeit. Ich halte wenig von den Ergebnissen der Genforscher, die in einigen kleinen Studien Hinweise auf eine erbliche Komponente der Hashimoto-Thyreoiditis zu erkennen glaubten. Vielleicht gibt es eine Veranlagung dafür, doch diese wird sich in den meisten Fällen nicht auswirken, sofern nicht gravierende äußere Belastungsfaktoren hinzutreten. Zwar gibt es „Schilddrüsen-Familien“, in denen die meisten Frauen irgendwie an der Schilddrüse erkrankt sind. Eine hat Knoten, die andere einen Morbus Basedow, die dritte und ihre Tochter eine Hashimoto-Thyreoiditis. Für diese Menschen ist die Schilddrüse also die Achillesferse. Wenn sie krank werden, dann bevorzugt dort. Damit ist aber noch nicht festgelegt, woran sie konkret erkranken werden. Ich kann aus meiner Praxiserfahrung nicht bestätigen, dass diese Form der Autoimmunerkrankung nur aufgrund genetischer Faktoren und ohne Belastungsfaktoren auftritt. Ganz im Gegenteil, es lohnt sich, die Stressfaktoren näher zu untersuchen. Trotzdem ist es wichtig, bei der Diagnosestellung dieser Erkrankung auch die nächsten, vor allem weiblichen Verwandten auf Hashimoto zu überprüfen, da dabei nicht selten Frühformen, mitunter aber auch schwere Krankheitsverläufe aufgedeckt werden, bevor sich diese überhaupt bemerkbar machen. Und je früher man eine Hashimoto diagnostiziert, desto schneller kann man sie heilen.

Wenn ich schreibe, dass jede zehnte Frau im Laufe ihres Lebens an einer Hashimoto-Thyreoiditis erkranken wird, dann meine ich damit aber nicht auch schon automatisch, dass ein Zehntel der Frauen in unserer Bevölkerung im Alter ohne Schilddrüse leben muss, da die Hashimoto-Thyreoiditis das Organ aufgelöst hat. So gravierend sind die Krankheitsverläufe glücklicherweise nicht. Der normale Verlauf sieht ganz im Gegenteil so aus: Zu Beginn der Geschlechtsreife – also etwa zwischen vierzehn und achtzehn Jahren – tritt aus unklaren Gründen die Bildung von Schilddrüsenantikörpern, meist den TPO-Antikörpern (bekannt auch als MAK oder Peroxidase-Antikörper) auf. Diese richten sich gegen Schilddrüsengewebe, und wenn hohe Krankheitsaktivität da ist, also Antikörperspiegel von 1000 U/ml und mehr bestehen, dann kommt es auch zu einer starken Entzündung der Schilddrüse, die im Laufe von Monaten und Jahren zu einer Verkleinerung dieses Organs führen kann. Ein Großteil der Betroffenen hat zwar Autoantikörper zwischen 100 oder 400 U/ml, merkt davon aber nicht viel. Dann tritt im Laufe der Jahre bei der einen oder anderen eine Schwangerschaft auf, und jemand verfällt auf die Idee, nach der Geburt die TPO-Antikörper zu messen. Siehe da, diese sind im

Regelfall gestiegen, vielleicht auf Werte zwischen 500 und 1000 U/ml. Nicht immer sieht man in dieser Zeit aber auch im Ultraschall entzündliche Veränderungen der Schilddrüse. Es ist da schwierig zu sagen, ob wir nun wirklich schon eine Hashimoto-Thyreoiditis vorliegen haben oder nicht. Ich bin geneigt zu sagen, dass jemand, der sich in diesem Stadium wohl fühlt und keine Entzündungszeichen hat, eher eine Reaktion des Immunsystems ohne Schilddrüsenerkrankung hat. Dass die Antikörper in der Schwangerschaft steigen können, mag damit zusammenhängen, dass die Mutter mit ihrem Immunsystem auf das Kind reagiert. Es ist das ein komplizierter Prozess, bei dem der Körper der Mutter seine Integrität erhalten muss, zugleich aber das Kind nicht als Fremdkörper abgestoßen werden darf. In diesem Zusammenhang entstehen Antikörper, die vielleicht nur so ähnlich aussehen, aber ganz anders funktionieren und aus anderen Gründen gebildet werden als jene, die die Schilddrüse zur Entzündung und Selbstauflösung bringen können. Je länger die Schwangerschaft zurückliegt, desto tiefer sinken diese Antikörperspiegel und gehen zuletzt ganz zurück. Wie weiß man in diesen Fällen, ob man es mit einer Hashimoto-Thyreoiditis zu tun hat oder nicht? Indem man einen Ultraschall der Schilddrüse macht und die Entzündung sieht oder eben nicht sieht. Und natürlich auch beobachtet, wie sich die Betroffene fühlt. Geht es ihr gut, hat sie Tatkraft, ist sie seelisch und körperlich stabil und leistungsfähig? Dann handelt es sich um ein labortechnisches Missverständnis, und die Antikörper bedeuten nichts. Ist aber die Schilddrüse sichtlich entzündet und fühlt sich die Betroffene so, als würde ihre Schilddrüse nicht funktionieren, also schwach und ängstlich, dann hat man es hier mit einer Hashimoto zu tun.

Im Lebensalter zwischen zwanzig und vierzig Jahren finden sich die meisten schweren Verläufe der Hashimoto-Thyreoditis. Manche dieser Menschen sind über längere Zeiträume hinweg in einer Krankheitskrise gefangen, die mitunter so gravierend ist, dass die Schilddrüse tatsächlich zunehmend kleiner wird und letztendlich auch verschwinden kann. Diese Menschen gelangen in die Schilddrüsenunterfunktion, weil zu wenig Gewebe da ist und nicht mehr ausreichend Hormon gebildet wird, und diese finden dabei ihren Weg zum Arzt, der sie mit L-Thyroxin als Hormonersatz behandelt. Eine gute Sache, wenn man tatsächlich schon in der Unterfunktion gefangen ist. Schlechter, wenn das noch nicht der Fall ist. Der Hormonersatz wird dann, wie man das als verordnender Arzt gerne ausdrückt, „lebenslang" notwendig werden. Es gibt Menschen, die in der Folge tatsächlich brav über Jahrzehnte ihr L-Thyroxin einnehmen und gut damit fahren. Sie merken ihre Hashimoto-Erkrankung gar nicht, die im Hintergrund messtechnisch zwar vorliegt, aber keine Beschwerden macht. Andere setzen das L-Thyroxin irgendwann einmal wieder ab und können dabei auch gut aus der Sache herauskommen, haben keine Beschwerden und schlucken auch keine Arzneien. Wenn ein Arzt später dann einmal misst, was hier los ist, merkt er, dass noch ein paar TPO-Antikörper im Blut herum schwimmen, vielleicht 100 oder 200 U/ml davon, und dass die Schilddrüse im Ultraschall etwas kleiner und vergröbert in der Struktur wirkt. Die meisten Kassenärzte sagen in dieser Situation dann oft: „Sehen Sie, jetzt ist die Schilddrüse nur mehr halb so groß. Wenn Sie nicht endlich L-Thyroxin einnehmen, wird sie noch ganz verschwinden." Diese Aussage aber ist so falsch wie sie nur sein kann. So niedrige Antikörperspiegel machen gar keinen Schaden mehr. Und dass die Betroffene nun schon ganz ohne medikamentöse Unterstützung der Schilddrüse mit Hormonpräparaten auskommt, ist doch eine gute Sache. Nach meiner Ansicht kann man hier von Gesundung und von einem „Zustand nach Hashimoto-Thyreoiditis" sprechen. Die Diagnose einfach relativieren, in die Vergangenheit verlagern. Es ist bedauerlich, dass diese Menschen vom Krankenversicherungswesen mit anderen gleichgestellt werden, die noch eine aktive Entzündung vorliegen haben. Das liegt an der Trägheit der Kassenmedizin. Aber ungerecht ist es, denn jemand in diesem Zustand ist eigentlich mit einem anderen Gesunden gleichzustellen, denn seine Schilddrüse funktioniert, und meine Erfahrung sagt mir, dass die Krankheit, wenn sie sich so weit zurückgezogen hat, auch nicht mehr relevant werden wird. Sich nicht mehr auswirken kann. Sich auch nicht mehr in Zukunft aktivieren wird. Die noch verbliebenen TPO-Antikörper-Spiegel sind vielleicht am ehesten als Ausdruck des Immungedächtnisses aufzufassen, eine Form der Narbe, wie sie ja auch in der Schilddrüse im Ultraschall zu sehen ist, als Bindegewebeverdichtung nach einer aktiven Entzündung, etwas, das die Schilddrüse auch knotig verändern kann, aber so harmlos ist wie Narben, die Sie vielleicht an anderer Stelle, beispielsweise nach Verletzungen in der Haut, zurückbehalten haben.

Ein Großteil der Fälle von Hashimoto-Thyreoiditis verheilt also ganz von selbst, ganz ohne medizinisches

Zutun, und zwar dann, wenn der Mensch aus einem „gefährlichen" Lebensalter mit starken Belastungen der Seele herausgewachsen ist. Beispielsweise eine solche, die durch die Verantwortung für ein Kind, die Anstrengung des sich Kümmerns, die schlaflosen Nächte, den verschärften Existenzkampf etc. entstehen kann. Eine Frau Anfang 50 stellte sich unlängst vor mit der Frage Hashimoto. Sie hatte mit 43 noch ein Kind bekommen, nach einem erfüllten Berufsleben noch einmal in die Rolle der Mutter umgeschwenkt und war im Gefühl der Ausweglosigkeit gelandet. Im Job würde es nicht mehr vorangehen, sie fühlte sich von den Bedürfnissen des Kindes überfordert, war vom langen Stillen und den schlaflosen Nächten ausgelaugt. Die Partnerschaft, die sie wegen des Kindes eingegangen war, erfüllte sie nicht. Sie fand es schwierig, nach langen Jahren des Alleinseins ihre Wohnung und ihr Leben mit einem anderen zu teilen. Dass sich der ganze Tag um die Bedürfnisse des Kindes drehte, und das Jahre lang, machte sie depressiv. Sie fand sich ungewohnt in der Rolle des Heimchens am Herd, während den Partner die Rolle des Ernährers der Familie überforderte. In dieser Situation traten Schwäche und Lustlosigkeit auf, und schließlich diagnostizierte man eine Schilddrüsenunterfunktion auf der Basis einer Hashimoto-Thyreoiditis. Mit hohen Antikörperspiegeln, und entzündlicher Schwellung der Drüse. Ich lernte die Patientin einige Jahre später kennen, als sie sich mental und emotional aus dieser Situation herausgearbeitet hatte und auch schon wieder in den Beruf zurückgekehrt war. Sie hatte eine auf ein Drittel verkleinerte Schilddrüse, keine Entzündungszeichen im Ultraschall und keine Antikörper im Blut. Ein Zustand nach Hashimoto-

Thyreoiditis, bei dem sich die Frage stellt, wie man die klein und narbig gewordene Schilddrüse wieder aktiviert. Wo man aber schon feststellen kann, dass diese Entzündung nicht mehr zurückkehren wird. Da ihr unter psychosomatischen Gesichtspunkten die Basis entzogen wurde.

Es gibt im Leben des Menschen eine Wendezeit, die statistisch gesehen um das 50. Lebensjahr herum eintritt. Wir verändern uns innerlich und äußerlich und werden, wie Jüngere das nennen, „alt“. Unsere Hoffnungen gehen zurück, unser Realitätssinn steigt. Wir haben erkannt, dass unsere Kräfte begrenzt sind. Und nun beginnen wir mit den Kräften zu sparen. Bewusster zu leben, und dadurch, dass wir geringere Ansprüche stellen, lernen wir das Zurückschalten. Wir überfordern uns nicht mehr durch Strebsamkeit, und entlasten so die Schilddrüse. Wir sind okay, und wir dürfen so sein, wie wir sind. Unsere Verantwortung lässt nach, für unsere Kinder, aber oft auch beruflich. Weisheit nannte man es früher, wenn man das, was man tun möchte, genauer und gründlicher und mit weniger Kraftaufwand vollführt. Unsere Beteiligung an dem, was uns früher gequält hat, lässt nach. Wo wir vorher die Umstände fast nicht mehr ertragen konnten und keine Zukunft mehr sahen, und voll im Strudel des Lebens gefangen waren, wartet nun auf jeden, der auf der anderen Seite, nämlich im Alter oder gar dem Ruhestand angekommen ist, die Gesundung von vielen Leiden, die zuvor chronisch zu werden drohten. Oft findet hier eine Defektheilung statt, aber immerhin. So wie bei den meisten Fällen von Hashimoto-Thyreoditis eine Vernarbung erkennbar ist und eine leichte Funktionsminderung des Organs, das aber immer noch ausreichend funktioniert. Die Zeiten, in den wir „powern“ und endlose Energie zu haben scheinen, sind in Bezug auf Krankheiten auch die gefährlichsten. Wir sehen dieses Phänomen am Eindrucksvollsten bei Gefäßleiden, die einen mit einem Herzinfarkt zur Zeit der größten Aktivität aus dem Leben reißen. Einer Zeit, in der beruflich gesehen der Ruhestand noch nicht absehbar oder vorstellbar ist, und die Verzweiflung groß. Bald aber, sobald wir uns dem Ruhestand nähern, beruhigen sich auch die Gefäße merklich, und es kann dann im Alter zu einem Jahrzehnte währenden „Gesundheitszustand“ kommen, bevor dann erst wieder im ganz hohen Alter vielleicht wieder Krankheiten wie ein Schlaganfall auftreten, die auf den Rückgang der Vitalität zurückzuführen sind. So ähnlich geht es bei der Hashimoto-Thyreoiditis. Mit 30 oder 40 mag man noch verzweifelt darüber sein, weil man mitten in der Krankheit steckt, mit 50 oder gar 60 hat sich die Krankheitsaktivität längst gelegt und ist das Thema nicht mehr relevant. Und die meisten dieser Menschen haben dann oft noch eine annähernd normal große, leicht vernarbte Schilddrüse aus der schweren Zeit zurückbehalten und sind eigentlich gesund zu nennen. Denn diese Schilddrüse funktioniert wieder.

Für Frauen in der Industriegesellschaft fallen in der Mitte des Lebens die Wechseljahre besonders drastisch aus, stärker als in allen anderen Kulturen. Das wird damit zusammenhängen, dass sie als Frau eine Doppelrolle spielen in einem Theaterstück, in dem sie sowohl die Frau darstellen, wie sie in früheren Jahrhunderten lebte, wie auch jene, die sich seit der industriellen Revolution herausgebildet hat. Je klarer eine Frau für sich im Vorfeld, also in ihrer Jugend, definiert, wie sie ihr Leben führen will, desto geringer wird dieser Zweifel in der Periode vor und in den Wechseljahren ausfallen, Zweifel darüber, ob denn das Leben, das man gelebt hat, das richtige war. Der Eintritt der Wechseljahre mit dem Verlöschen der sexuellen Anziehungskraft und der Gebärfähigkeit übt in dieser Hinsicht bei Unentschiedenen einen biologischen Zwang aus, der krank machen kann. In diesen Jahren gibt es den zweiten Altersgipfel der Hashimoto-Fälle, was den Naturarzt nicht verwundert, der die Verbindung zwischen der größten Hormondrüse, der Schilddrüse, und den übrigen Hormondrüsen im Becken sieht, die ja ohne eine gesunde Schilddrüse ihre Funktion einstellen können. Die Schilddrüse ist die Königin der Geschlechtsdrüsen, und so darf es nicht verwundern, wenn in der Zeit nachlassender Hormontätigkeit noch einmal ein schwerer Krankheitsverlauf einer Schilddrüsenentzündung erfolgen kann.

Sie merken schon an diesen Ausführungen, dass ich bei der Behandlung der Hashimoto-Thyreoiditis ein psychosomatisches Konzept verfolge. Ich frage mich bei der Analyse eines Krankheitsfalls vorwiegend, was die seelischen Belastungsfaktoren zum Zeitpunkt der Erkrankung und seither waren und suche danach Heilmittel aus. Ich bin der festen Überzeugung, dass besonders bei dieser Erkrankung eine Entlastung der Seele – egal mit welchen Mitteln – ein Sinken der Antikörperspiegel und eine Rückbildung der Entzündungszeichen in der Schilddrüse als Ausdruck einer Heilung zur Folge haben wird. Es waren ja schon hunderte Menschen bei mir, die die Diagnose Hashimoto-Thyreoiditis einmal gestellt bekommen haben, deren Beschwerden aber schon Jahre zurückliegen. Damals hatten sie alle laborchemischen Hinweise auf eine aktive Entzündung, jetzt haben sie das nicht mehr. Damals hatten sie Papierausdrucke von ihren Schilddrüsen-Ultraschallbefunden in die Hände bekommen, die eindrucksvolle Entzündungszeichen wie wolkige Auftreibung oder dunkle Straßen von Entzündungsflüssigkeit gezeigt hatten. Nun haben sie im Ultraschallbild eine ziemlich normal aussehende Schilddrüse mit kleinen Vernarbungszeichen. Damals hatten sie 20 Kilogramm zugenommen, waren passiv und depressiv, lagen immer nur auf dem Sofa herum, fühlten sich von allem überfordert. Damals hatten sie ihr Angstsyndrom entwickelt mit Panikattacken und hatten zahlreiche körperliche Beschwerden. Seitdem hat sich alles wieder weitgehend zurückgebildet und sie fühlen sich wieder so, wie sie vor der Erkrankung waren. Diese Menschen kommen im Regelfall eigentlich nur, um mich mit ihrem Ist-Zustand zu konfrontieren und etwas Positives zu hören. Das kann ich in diesem Fall uneingeschränkt tun. Ich sage in dem Fall dann: „Ich gratuliere Ihnen zur Heilung. Jetzt interessiert mich nur noch, wie Sie aus dieser Krise herausgekommen sind."

Und da wird es dann wirklich spannend. Was man bei den Selbstheilungen beobachten kann, ist, dass sie keinesfalls „spontan" passieren, wie das der Kassenarzt gerne nennt, also eher zufällig, sondern dass sie das Ergebnis eines inneren Reifeprozesses sind, der die Betroffene auch charakterlich gefestigt und als Mensch stärker gemacht hat. Die Hashimoto-Krise trat, so wie das diese Menschen schildern, in einem Zustand der **Ausweglosigkeit** oder völligen Überforderung auf.

Vergleichbar einem Burnout, aber eben nicht durch Überlastung aller Kräfte, sondern durch einen ungelösten seelischen Konflikt, der sehr häufig eine sexuelle Komponente hat. Ein Beispiel, das in meiner Praxis von verschiedenen Personen schon mehrmals so oder so ähnlich geschildert wurde: Eine Frau verlässt ihre große Liebe und findet einen Partner, mit dem sie ihr Lebensglück sucht. Häufig ist das eine Familie mit Kindern. Eigentlich schließen kleine Kinder es ja aus, dass man sich in dieser Phase wieder auf erotische Abenteuer begibt. Plötzlich tritt aber die große Liebe wieder ins Leben und möchte die Beziehung fortführen. Eine starke Ambivalenz ist die Folge. Man will sich dem alten Leben hingeben und in manchen Fällen beginnt man auch eine Affäre. Andererseits ist die Bindung zu den Kindern stark, selbst wenn sie mitunter durch ihre Ansprüche auch spürbar die Selbstverwirklichung als Frau oder Mensch verhindern, und einen auf die Mutterrolle reduzieren wollen. Das sexuelle Begehren und auch die Sehnsucht nach der großen Liebe wird unterdrückt und löst einen Hashimoto-Schub aus. Hinzu treten natürlich auch der Stress der kleinen Kinder, der Umstellung von der Schwangerschaft auf die Stillperiode und tausend andere belastende Dinge des Alltags. Der Kern aber liegt in diesen Fällen im hormonellen Bereich, im Wunsch, die Säfte fließen zu lassen, was eben nicht geht, und gehemmt wird durch rationale Abwägungen. Das wirkt sich krankmachend aus.

Warum gerade die Schilddrüse in solchen Fällen mit einer Entzündung reagiert, ist eine gute Frage. Der Naturarzt, der von der Heilkraft der Elemente der Natur weiß, findet Antworten. Die Aufgabe der Schilddrüse ist es nämlich, Wärme und Feuchtigkeit in den Körper hinein zu bringen, ein Vorgang, den wir Leben nennen. Das Gefühl, zu leben. Das tun auch die meisten anderen Hormone, vor allem die Geschlechtshormone. Eine Verliebtheit bringt das Leben auch einer jungen Mutter in Wallung, doch es muss aus Anstandsgründen, aus Sorge für die Kinder und den sozialen Status gedämpft werden. Seele und Geist geraten in Konflikt. **Leben wollen und nicht leben dürfen** ist vielleicht eine Möglichkeit, den seelischen Kernkonflikt in Worte zu fassen, der in vielen Fällen – vielleicht bei genetischer Veranlagung – zur Hashimoto-Thyreoiditis führen kann. Der „Sinn" der Krankheit ist dann der, dass sich die Schilddrüse stark entzündet und ihre Funktion nicht mehr ausüben kann. Dadurch geht durch das Wegfallen der Hormone das Lebensgefühl zurück und die Macht der Gefühle schrumpft. Man agiert dann in der Folge „logischer" und „rationeller", was ja durchaus zur Lebensbewältigung in manchen Fällen hilfreich sein kann.

An dieser Stelle gleich die Frage: Warum entstehen Krankheiten? Antwort: Immer und unweigerlich aus Zwangslagen heraus, Ambivalenzen. Man kann sich nicht entscheiden, wohin die Reise gehen soll. Man möchte, darf aber nicht. Man würde eigentlich lieber, doch es spricht vieles dagegen, dass man so handelt. Das Resultat: Man verharrt im unhaltbaren Stillstand, und wird davon krank. Die Aufgabe vieler Krankheiten ist es, eine der beiden Möglichkeiten, die sich prinzipiell anbieten, zu verunmöglichen, und dadurch den Weg in die Zukunft zu bahnen. Beispielsweise löst die Patientin den Konflikt, indem sie sich für den jetzigen Partner und das jetzige Leben entscheidet und die alte Liebe innerlich abschließt und aufgibt. Vordergründig, weil sie sich viel zu krank fühlt, um überhaupt auf seine Forderungen eingehen zu können. Tatsächlich aber auch, um mit einer Fehlfunktion der Schilddrüse den hormonellen Ruf der Sexual- und Fortpflanzungsorgane eindämmen zu können. Sich durch Gewichtszunahme unattraktiver zu machen. Sich selbst durch depressive Verstimmung und Trägheit zum Abwarten und Aussitzen der Situation zu zwingen. Kaum hat sie sich aber gegen die Affäre entschieden und hat sich die große Liebe entfernt, gehen die Entzündungszeichen nach und nach zurück. Es mag Jahre dauern, plötzlich aber ist ein Normalzustand eingetreten und eigentlich hat diese Person keine Hashimoto-Thyreoiditis mehr, sondern einen Zustand nach dieser Krankheit. Das ist der Regelfall, den ich oft so gesehen habe, und der mich dazu bewegt, die Krankheit nicht als so gravierend einzustufen, wie das gemeinhin der Fall ist. Denn sie ist heilbar. Auch „spontan".

„Heilung" ist manchmal ein missverständliches Wort. Ich erinnere mich an einen ähnlichen Fall eindrucksvoller Heilung auf Ebene der Schilddrüse. Es waren bei dem ersten Besuch im Ultraschall ausgeprägte Entzündungszeichen zu sehen, und die Antikörper waren unmessbar hoch. Ein halbes Jahr später sehe ich dann plötzlich eine fast normale Schilddrüse im Ultraschall und die TPO-Antikörper sind auf knapp 250 U/ml zurückgegangen. Bei unserem Erstgespräch ging es darum, dass sich die Patientin durch die Aufgabe, ihre beiden Kleinkinder in Schach zu halten, sehr gefordert, teilweise auch überfordert fühlte. Berufliche Pläne hatte sie keine. In beiden

Schwangerschaften waren Entzündungsreaktionen mit ganz hohen Antikörpern und Überfunktionsbeschwerden wie Ängste und Herzklopfen an der Tagesordnung gestanden, weshalb man zwischendurch sogar gedacht hatte, man habe es mit einem Morbus Basedow mit Schilddrüsenüberfunktion zu tun. Das Krankmachende der Schwangerschaften war mir das Auffällige, und auch, dass die Patientin über ihre Rolle als Mutter klagte. Ich dachte ursprünglich, sie wolle wohl in den Beruf zurückgehen und Karriere machen und dabei ihre Erfüllung finden. Sechs Monate später war sie dann zwar auf körperlicher Ebene gesundet, hatte eine energievolle Ausstrahlung und wirkte glücklich. Die Geschichte, die sie erzählte, war aber etwas weniger erfreulich. Sie hatte in der Zwischenzeit eine heimliche Liebesaffäre hinter sich und sich dabei wieder richtig als Frau erlebt. Es waren emotionale Achterbahnfahrten, die letztendlich darin mündeten, dass beide beteiligte Parteien – der Freund war auch verheiratet und hatte Familie – beschlossen, die Beziehung zu beenden. Mit ihrem Mann hatte die Patientin keine emotionale und auch keine sexuelle Nähe. Beruflich wusste sie nicht weiter, wollte aber daran arbeiten, wieder wirtschaftlich selbständig zu werden, um vielleicht doch noch den Mann ihres Lebens aus eigener Kraft suchen zu können. Soweit so gut oder eben nicht gut. Ist das nun Heilung oder nicht? Körperlich gesehen sicherlich. Und seelisch? Das ist schwierig zu sagen. Geheilt von der Ausweglosigkeit ihrer Situation als Frau und Mutter in einer Ehe, die ihr nichts bedeutete außer die finanzielle Sicherheit, das vielleicht schon.

Aus der Außenperspektive sieht man zuerst eine Frau, die sich in das Familienkorsett geschnürt fühlt, wobei die Schilddrüse durch eine starke Entzündung ihre Funktion einzustellen droht. Kaum hat sich die Frau emotional befreit und das Korsett verlassen, gehen die Entzündungszeichen in dramatischer Weise zurück. Die Säfte fließen wieder, selbst wenn die Liebesgeschichte, die den Anlass dazu gab, bald wieder beendet ist.

Häufig erkranken junge Frauen an der Hashimoto-Thyreoiditis in den ersten Jahren einer Ehe, wenn diese nicht mit der Gründung eines eigenen Hausstandes verbunden war. Man zieht zu den Eltern des Ehemannes, lebt mit ihnen unter einem Dach. Das ist eine psychologisch unverfängliche Situation, solange es noch keine Kinder gibt. Kaum sind diese aber geboren, beginnt ein alter seelischer Mechanismus zu greifen, der uns schon in den Märchen der Gebrüder Grimm und im Klischee begegnet. Die „böse Schwiegermutter" gegen die junge „Prinzessin" heißt dieser Kampf. Die Mutter ist nach alter Tradition die Hüterin des Herdes. Sie ist die Herrin im Haus, und die unbestreitbare Autorität für die Kinder. Lebt man aber bei den Eltern des Ehepartners, kann sich die junge Mutter nicht so leicht in diese Rolle begeben, da ja eine Mutter in diesem Haushalt schon vorhanden ist, die ältere Rechte anmeldet, und von ihrem Sohn ja auch als solche akzeptiert wird. Durch ihre Lebenserfahrung kann es leicht geschehen, dass sie die Schwiegertochter in ihrer Rolle als Mutter eingrenzt, und diese in Frage stellt. Ihr Vorschriften macht. Die Kinder an sich zieht. Die Entzündung der Schilddrüse kann in diesen Fällen einen seelischen Konflikt „lösen", indem sie die Schwiegertochter als Akteur schwächt und im

Zweikampf aus dem Verkehr zieht. Die Krankheit bewirkt ein „Time-Out“, wie das die Baseball-Spieler nennen. Einerseits wünscht man sich als Erkrankte das Eigene, andererseits ist es bequem und wirtschaftlich sinnvoll, den Status Quo beizubehalten, vor allem, weil es einem ja so schlecht geht. Eigentlich gründete man eine eigene Familie auch in der Absicht, die ganzen Aufgaben, die damit verbunden sind, eigenständig zu schultern. Andererseits ist man vor allem jetzt, wo man so krank ist, froh, wenn es jemand anderen gibt, der einem diese abnimmt und man sich mehr oder weniger absichtlich in die Rolle eines Kindes zurückverlagern kann. Sobald die Schilddrüse ihre Funktion einstellt, bilden sich durch den Hormonsturz auch die Weiblichkeit und das weibliche Selbstverständnis zurück, und man gerät in schweren Fällen durch Aussetzen des Zyklus auch tatsächlich wieder in den „jungfräulichen“ Zustand zurück, den man vor der Pubertät gelebt hat. Die in den entzündlichen Schüben häufig auftretenden Ängste tun das Ihre dazu, dass man sich im Konflikt mit der Schwiegermutter zurückhält. Man beginnt sich in seinen eigenen Fähigkeiten in Frage zu stellen und legt nicht selten im weiteren Krankheitsverlauf auch mehr und mehr die Charakteristika einer erwachsenen Person ab. Das spielt im Wettstreit mit der Schwiegermutter in deren Hände, und erleichtert die familiäre Situation, da auch die mit der Krankheit verbundene Gedrücktheit und Passivität die Eigeninitiative der Schwiegertochter hemmen. Sonst würde man vielleicht die Ehe beenden oder zumindest für die eigene kleine Familie einen Wohnortwechsel durchpeitschen. All das bleibt nun allen Beteiligten erspart, und so verharrt die junge Mutter im Zustand einer aktiven Hashimoto-

Thyreoiditis, die dann auch, wie erwartet werden kann, erfahrungsgemäß nicht so leicht ausheilen wird. Denn wirtschaftliche und soziale Fesseln lassen sich nicht leicht durchbrechen und gelten im geschilderten Fall mindestens so lange, bis die Kinder aus dem Haus sind, und das kann Jahrzehnte dauern. Solche Patientinnen sprechen dann oft weniger auf die Arzneien an, die ich ihnen verordne. Da ein „Heilhindernis“ besteht, wie man das früher nannte.

Es versteht sich von selbst, dass man eine Hashimoto-Thyreoiditis auch häufig bei Frauen findet, die als Erwachsene in der Rolle eines Kindes verharren müssen, weil ihre Mutter sie weiterhin fordert und als Stütze braucht. Seltener in Fällen, wo eine starke Mutter Forderungen stellt, sondern eher, wo eine schwache und kranke Mutter das Kind in eine künstliche Elternrolle drängt, selbst wenn dieses allen Anschein nach längst autonom geworden sein und die Ursprungsfamilie verlassen haben sollte. Die Klauen, die eine schwache Mutter hier ausfahren und in das Leben ihres Kindes verkrallen kann, sind manchmal erschreckend. Hier dient auf Seite des Kindes (meistens ist es eine gewissenhafte Tochter, die dieses Spiel mitspielt) die Entzündung der Schilddrüse dazu, die eigene Fruchtbarkeit zu hemmen, denn eigener Nachwuchs ist am besten dazu geeignet, diese Fesseln der Ursprungsfamilie zu sprengen. Die Krankheit hindert aber auch eine Frau daran, überhaupt als Frau attraktiv und aktiv zu werden, und stattdessen lieber als „Heimchen am Herd“ zu dienen und sich um die Mutter und oft auch den Vater zu kümmern, und das in einem Alter, in dem andere Frauen längst eigene Familien gegründet haben. Auch diese Mechanismen sind therapeutisch schwieriger zu beeinflussen. Eine Patientin meiner Praxis, die ihre Mutter längst (örtlich gesehen) verlassen hatte, indem sie einfach in einen anderen Kontinent übersiedelte, hatte diese doch jeden Tag mehrmals am Telefon mental und seelisch zu „versorgen". Diese Situation ging über mehrere Jahre, und es gelang der Tochter mehr oder minder gut, sich zwischendurch aus dieser Bedrängnis zu lösen. Sie besuchte die Mutter nicht mehr, manchmal gab es sogar Monate lang Funkstille. Doch die Hashimoto-Thyreoiditis tobte in ihr fort und verkleinerte innerhalb von fünf Jahren die Schilddrüse auf die Hälfte der Größe, und das bei TPO-Antikörpern um 1000 U/ml.

Bei der Erstkonsultation sprach ich die Sache sehr direkt an und riet der Patientin, an ihr eigenes Leben und ihre eigene Familie zu denken (sie hatte schon zwei Kinder im Schulalter). Ich machte sie auf die Rollenumkehrung aufmerksam, die sie im Laufe der Jahre zur „Mutter" ihrer Mutter gemacht und dabei auch ihre Mutter in die Rolle einer „Tochter" gedrängt hatte, die sie ja keineswegs war. Es stand also nach meiner Meinung im beiderseitigen Interesse, sich aus diesen Rollen zu lösen. So etwas kann man aber nicht so einfach willentlich oder aus der Einsicht durchführen, sondern hier ist nach meiner Erfahrung der Platz der Homöopathie, für Arzneien wie Lac maternum, Lac humanum femininum, oder Natrium chloratum, jeweils in hohen Potenzen. Diese wurden der Patientin im Laufe der nächsten Monate verabreicht. Ich erstellte ein umfangreiches ganzheitliches Behandlungsprogramm, mit Massage, und Wickeln, und Schüßler-Salzen zusätzlich zu den homöopathischen Hochpotenzen, und siehe da, es gelang innerhalb eines Jahres, die Antikörper auf einige hundert zu drücken, was mit einer deutlichen Verbesserung des Allgemeinbefindens, mit neuem Optimismus und Lebensenergie sowie gesteigerter Belastbarkeit im Alltag einherging. Auch die Syntheseleistung der Schilddrüse stieg so weit, dass man auf Hormonersatzpräparate ganz verzichten konnte. Drei Jahre später erhielt ich die Rückmeldung, dass die TPO-Antikörper auf 100 U/ml zurückgegangen waren und dem untersuchenden Arzt im Ultraschall der Schilddrüse gar nicht mehr aufgefallen war, dass diese einmal erkrankt gewesen war. Auch die familiäre Situation der Patientin hatte sich in dieser Zeit völlig entkrampft. In diesem Fall übernahm ich als Arzt die Rolle des Mahners und Bestimmenden, eine Art Übervaters, und die Patientin ließ sich mit den Arzneien führen und wurde wieder zum Kind, konnte sich entspannen, und das tat dann auch ihre Schilddrüse. Es brauchte Zeit, bis die Patientin dann unabhängig von ihrer Mutter heranreifen konnte als Frau, was vorher nicht möglich gewesen war. Sie sprach davon, nun anders zu sein, sich selbst stärker als Frau, erwachsener zu fühlen.

Ich erzähle diese Fälle, um zu zeigen, dass die Hashimoto-Thyreoiditis ganz im Gegensatz dazu, was Sie häufig in den Medien hören, eine Krankheit ist, die zur Heilung neigt. Drastische Verläufe sind sehr selten. Welcher Anstoß für eine Heilung notwendig ist, kann man im Vorfeld nicht sagen. Manche müssen einen weiteren Weg gehen als andere. Manche arbeiten nur mit schulmedizinischen Arzneien oder lehnen Arzneien ganz ab. Andere müssen jeden Tag mit Arzneien arbeiten, um gesunden zu können. Hier werden wir später in diesem Buch noch vieles hören. Ob die Krankheit „von selbst“, also durch Veränderung der Lebensverhältnisse oder der inneren Einstellung, geheilt werden wird oder ob man Arzneien brauchen wird, um dieses Ziel zu erreichen, muss man in jedem Fall vom Einzelnen abhängig machen.

Zur Diagnosestellung einer Hashimoto braucht man Folgendes:

Laborbefunde:

- Den Nachweis, dass MAK und TAK erhöht sind, TRAK aber negativ oder leicht positiv. MAK sind jene Antikörper, die das Schilddrüsengewebe zerstören. TAK zerstören Thyreoglobulin, die Speicherform des Schilddrüsenhormons, und leeren damit die Speicher der Hormonversorgung. Die TPO-Antikörper (MAK) sind für den Krankheitsverlauf bedeutungsvoller und dienen der Erfolgskontrolle.

- FT3, fT4 und TSH, die Schilddrüsenwerte, um sich einen Überblick zu verschaffen, wie viel Schilddrüseneigenproduktion vorhanden ist, und was der Körper selbst darüber denkt. Ein niedriger FT4 Wert zeigt, dass die Syntheseleistung der Schilddrüse schon durch die Entzündung zurückgegangen ist

- Einen Ultraschall der Schilddrüse, bei dem sich eine „unruhige“ Gewebsstruktur der Schilddrüse zeigt mit dunklen, „echoarmen“ Regionen, die durch das bei einer Entzündung entstehende Gewebswasser hervorgerufen werden.

- Im Zweifelsfall durch ein Szintigramm, bei dem eine sehr niedrige Aktivität der Schilddrüsenzellen angezeigt wird.

- Im Zweifelsfall durch die Punktion der Schilddrüse, indem man mit einer Nadel hinein sticht, das Gewebe auf einen Objektträger schmiert, mit Farblösungen präpariert und unter dem Mikroskop ansieht. In der Histologie, wie man das nennt, erkennt man die zahlreichen kleinen blauen Kügelchen der Lymphozyten, mit denen das Gewebe durchtränkt ist.

Diese Krankheit führt nur sehr selten zur Auflösung der Schilddrüse!

Ich finde es immer wieder überraschend, dass Ärzte ihren Patienten so häufig drohen. Dass sie diese gefügig machen wollen. Ich kann das nicht verstehen, doch die Tradition dieses Verhaltens ist sehr alt. Der Arzt steht geschichtlich gesehen im Gefolge von Heilgöttern wie Asklepios, die erst durch Gebete oder Geschenke günstig gestimmt werden mussten, bevor sie sich dann zur Behandlung von Krankheiten bequemten. Zum Wesen des Glaubens gehört die Drohung vor Strafe. Wer durch göttliche Fügung beschenkt und beglückt werden möchte, muss sich klein und bescheiden machen und bereit für einen Leidensweg sein, der dann vielleicht am Ende ins Licht führen kann – ohne das aber wirklich zu müssen.

Der mündige Patient ist in dieser Tradition nicht vorgesehen. Diese Sachlage verführt auch heute noch viele Ärzte dazu, ihre Empfehlungen in Bezug auf die Behandlung von Krankheiten mit Drohungen zu verstärken. Wenn man etwas unterlässt, so die Botschaft, dann drohe Schreckliches. Die Rute, die der Arzt im Fall der Hashimoto-Thyreoiditis ins Fenster stellt, ist die Selbstauflösung der Schilddrüse. Eine über Jahre schwelende Entzündung kann tatsächlich, wie ich aus eigener Erfahrung bezeugen kann, zuletzt in einer Situation münden, wo man im Ultraschall keine Schilddrüse mehr darstellen kann. Nur – wie oft kommt das vor? Wenn ich jetzt veranschlage, dass ich vielleicht im Laufe meiner medizinischen Karriere 10.000 Fälle von Hashimoto-Thyreoiditis gesehen habe, war nur in vielleicht 20 davon tatsächlich dieses gefürchtete Endstadium eingetreten. Diese 20 Fälle hatten all die Jahre L-Thyroxin bekommen und waren deshalb auch – zumindest aus meiner Sicht – unbehandelt geblieben. 9980 dieser Menschen aber hatten sich ohne Behandlung ihrer Schilddrüse eigenständig auf einem ganz guten Niveau gehalten und waren in vielen Fällen sogar spontan ausgeheilt. Natürlich ist die Fluktuation der Patienten in meiner Praxis groß, und wenn man berücksichtigt, dass ich nur wenige Fälle wirklich über viele Jahre begleiten konnte, wird man nicht gerne prozentual festmachen wollen, wie häufig so eine Selbstauflösung der Schilddrüse in der Wirklichkeit vorkommt, aber man wird davon ausgehen können, dass es ein sehr seltenes Phänomen ist.

Ich halte es überhaupt für eine schlechte Idee, Patienten zu drohen. Prinzipiell. Kein Mensch, auch nicht der Arzt, kennt die Zukunft, und selbst wenn manche medizinische Fakten für sich sprechen, wird man im Einzelfall nie sagen können, wie eine Krankheit ausgehen wird. Wohl aber ist die Idee einer sich selbst auflösenden Schilddrüse etwas, das dem Betroffenen Angst macht und deshalb, wie die Wissenschaft das nennt, einen großen Nocebo-Effekt hat. Man weiß aus der Forschung, dass so genannte „sich selbst erfüllende Prophezeiungen" dieser Art tatsächlich den Körper dazu manipulieren können, schlechtere Heilungsverläufe zu zeigen. Genauso wie ein Placebo einem Gutteil der Menschen zur Linderung von Beschwerden verhelfen kann, ist ein Nocebo schädlich und seine Anwendung sollte in der Berufsordnung der Ärzte verboten werden. Viele Menschen finden ja in meine Praxis, weil sie solche Drohungen erhalten und dabei L-Thyroxin verordnet bekommen haben mit dem Hinweis, wenn man das nicht regelmäßig und vorschriftsgemäß einnehme, würde es zu einer Krankheitsverschlechterung mit eventueller Todesgefahr kommen. Sie kommen zu mir, weil sie wollen, dass dieser Fluch von ihnen genommen wird. Ich tue das gern. Denn auch die Drohung, dass die Schilddrüse bei der Hashimoto-Thyreoiditis im Laufe der Jahre durch Selbstauflösung verschwinden wird, ist eine fragwürdige und wahrscheinlich beim Einzelnen sogar falsche Information. Darüber hinausgehend sagen viele Ärzte auch, dass es lebensgefährlich sei, eine Hashimoto-Thyreoiditis nicht mit L-Thyroxin zu behandeln. Ich aber habe in meiner medizinischen Laufbahn über 30 Jahre keinen Fall gesehen, wo jemand an einer Schilddrüsenunterfunktion gestorben ist, vor allem kein Patient, bei dem eine Schilddrüsenkrankheit schon bekannt war.

Eine ähnlich fragwürdige Drohung bei Hashimoto-Thyreoiditis geht so, dass sie angeblich in einem Fünftel der Fälle zu Krebs entartet (!). Es wird Sie erstaunen zu hören, dass das überhaupt nicht

stimmt. Von den 10.000 Fällen, die ich gesehen habe, ist mir noch kein einziger Fall zu Ohren gekommen, bei dem Krebs der Schilddrüse aufgetreten wäre. Ich nehme es hin, dass die Wissenschaft anscheinend einen Zusammenhang zwischen Autoimmunerkrankungen der Schilddrüse und Krebs sieht. Aber selbst gesehen habe ich diesen Fall noch nie und halte es für unwahrscheinlich, dass das häufiger vorkommt.

Ist diese Erkrankung dann harmlos? Das kann man nicht sagen. Das Schwerwiegende an ihr sind die heftigen Beschwerden, die sie auslösen kann. Denn diese greifen tief in die Seele ein, verunsichern, verändern die Persönlichkeit. Und wenn das über Jahre hinweg schwelt, erkennt man sich bald nicht wieder. Beginnt um seine Krankheit gedanklich und emotional zu kreisen. Ist im Alltag „immer krank“. Hat vielfältige Beschwerden.

Man unterscheidet hier zwei Stadien der Krankheit: Das Frühstadium, in dem durch die Entzündung eine überschießende Menge an Schilddrüsenhormon ins Blut gelangt, was eine künstliche Schilddrüsenüberfunktion zur Folge hat. Hier muss eine Therapie bremsen, ausgleichen, die Entzündung hemmen. Einerseits, um die Beschwerden zu lindern. Aber auch, um eine Zerstörung und Verkleinerung der Schilddrüse möglichst schnell zu unterbinden.

Überfunktionsbeschwerden

Druck, Enge, Kloßgefühl im Hals

Schluckbeschwerden

Schlaflosigkeit

Gereiztheit

Nervosität

Konzentrationsstörungen

Vergesslichkeit

„Nahe am Wasser gebaut“

Ängste

Panikattacken

Zittern

Herzklopfen

Herzrasen

Herzrhythmusstörungen

Vorhofflimmern

Gewichtsverlust

Heißhunger

Bluthochdruck

Schweißausbrüche

Haut warm und feucht

Häufiger Stuhlgang

Muskelschwäche

Zyklusstörungen

Unfruchtbarkeit

Im zweiten Stadium der Hashimoto-Thyreoiditis hingegen führt das Nachlassen der Syntheseleistung der kranken Schilddrüse zu Unterfunktionsbeschwerden. Auch hier wird es notwendig werden, Beschwerden gezielt zu behandeln, die Funktionsschwäche der Schilddrüse durch Hormonersatz auszugleichen. Aber auch dann, wenn die Entzündung zum Stillstand gekommen ist, Wachstumsreize zu liefern, damit im Laufe der Jahre wieder eine Erholung der Schilddrüse eintritt. Das Ziel ist es also, die Patientin aus der Unterfunktion zu holen und die Schilddrüse so weit zu stimulieren, dass sie ihre Aufgaben wieder selbst übernehmen kann.

Unterfunktionsbeschwerden

Niedrige Körpertemperatur

erhöhte Kälteempfindlichkeit

Ödeme (Schwellungen durch Wassereinlagerungen, besonders an Lidern, Gesicht, Extremitäten)

Kloß im Hals

Druckgefühl am oder im Hals

Strangulationsgefühl

häufiges Räuspern und Hüsteln

heisere oder belegte Stimme

depressive Verstimmung

Antriebslosigkeit

Muskelschwäche

Muskelverhärtungen

trockene, rissige Haut

Juckreiz

trockene Schleimhäute

brüchige Haare und Fingernägel

Haarausfall

schnelle und starke Gewichtszunahme

Übelkeit

Verdauungsstörungen

Wachstumsstörungen,

Herzvergrößerung

verlangsamter Herzschlag

verringerte Libido

Zyklusstörungen

Augenbeschwerden

Gelenkschmerzen

Konzentrations- u. Gedächtnisstörungen
und Müdigkeit

Diese Beschwerden der Über- und Unterfunktion können sich miteinander auch kombinieren und sind in vielen Fällen so quälend, dass sie eine Lebenskrise hervorrufen können. Wenn ich trotzdem sage, dass es sich um eine „relativ milde" Krankheit handelt, dann meine ich damit, dass sie in den meisten Fällen eine Besserungstendenz innerhalb von wenigen Monaten, manchmal Jahren, zeigt. Denn sobald es Ihnen als Betroffene gelingt, den Druck aus Ihrem Leben zu nehmen und das, was Sie quält, einer seelischen Lösung zuzuführen, wird sich der Heilungsweg aufzeigen, den man dann ganz objektiv durch ein Sinken der Antikörperspiegel und einer Verbesserung des Ultraschallbildes mit einem Rückgang der Entzündungsstraßen in der Schilddrüse dokumentieren kann.

Die Hashimoto-Thyreoiditis spricht auch in den meisten Fällen relativ rasch auf einfache Heilmittel der Naturheilkunde an. Die Selbstauflösung der Schilddrüse hingegen habe ich nur in Fällen beobachtet, in denen das Gefühl der seelischen Ausweglosigkeit nicht zu brechen war und die Eigeninitiative für eine Problemlösung zu schwach war. Wer hingegen gewillt war, etwas aktiv gegen die Erkrankung zu tun und sich dann auch wirklich auf einen Weg begeben hat, hat diese schwerste Komplikation der Hashimoto-Thyreoiditis in allen mir bekannten Fällen abwehren können.

L-Thyroxin schadet in den meisten Fällen

Kommen wir zur letzten der fragwürdigen Informationen, die Sie von Kassenärzten nach der Diagnosestellung Hashimoto-Thyreoiditis erhalten. Es wird Ihnen weisgemacht, dass die Gabe von Schilddrüsenhormon die einzige Maßnahme ist, die Ihnen bei Ihrer Erkrankung helfen kann. Und tatsächlich bekommen nahezu alle Menschen sofort nach Diagnosestellung auch ein Rezept für L-Thyroxin ausgestellt. Manche Ärzte „schleichen" sich dabei von der Dosis her „ein", indem sie zuerst ganz geringe Mengen verordnen, andere sind couragierter und schreiben schon auf das erste Rezept 50 mcg, was etwa der Hälfte der Tagesmenge darstellt, die der Mensch an Schilddrüsenhormon braucht.

Als ich vor drei Jahrzehnten studiert habe, hieß es, man würde L-Thyroxin bei Hashimoto dann geben, wenn sich eine Schilddrüsenunterfunktion eingestellt hat. Der Ansatz war logisch, und wenn sich die Ärzte heute noch daran halten würden, könnte man unzähliges Leid vermeiden. Leider ist es aber nicht so. Nahezu jede Person mit einer Hashimoto-Thyreoditis wird gleich mit dieser Arznei bedacht, denn man kennt keine andere. Die Folgen sind häufig dramatisch, wie mir das viele kenntnisreiche Patientinnen schon geschildert haben. Ich sage bewusst „kenntnisreich", denn der Großteil der Betroffenen weiß am Anfang gar nicht, wie ihm geschieht. Vor kurzem war die Tochter einer Bekannten in meiner Praxis wegen Panikattacken. Sie hielt das für ein psychiatrisches Problem, was sie da befallen hatte. Gerade wenn es heiß war und sie Stress hatte, und am Liebsten bei Staus im geschlossenen Wagen erlitt sie regelmäßig einen Panikzustand mit Herzklopfen und dem Gefühl, zu ersticken. Dieser Leidensweg hatte sie binnen weniger Wochen zum Nervenbündel gemacht, sodass sie sich kaum mehr aus dem Haus wagte und alles Selbstvertrauen verloren hatte. Von der Schilddrüse sprachen wir bei dieser ersten Begegnung nicht, aber weil Angst und Schilddrüse medizinisch oft zusammengehören, nahm ich ihr Blut ab, um die Werte und die TPO-Antikörper zu bestimmen, und siehe da, sie hatte eine aktive Hashimoto-Thyreoiditis. Erst nachträglich erzählte sie mir, dass sie schon längst L-Thyroxin einnehmen würde. Einen Zusammenhang mit ihrer „Neuerkrankung" sah sie selbst gar nicht. Erst im Nachgang konnten wir klären, dass die Panikattacken punktgenau in den ersten Tagen nach Beginn der Einnahme der L-Thyroxin-Tabletten aufgetreten waren. Sie bildeten sich dann glücklicherweise auch prompt wieder zurück, als L-Thyroxin abgesetzt wurde. Die Patientin hatte kein psychiatrisches Problem. Sie war nur falsch behandelt worden.

Diese Geschichte habe ich auch von anderen Patientinnen schon oft gehört, und es erstaunt mich immer mehr, dass Ärzte in einem Zustand, in dem eigentlich schon eine allein durch die Entzündung bestehende Schilddrüsenüberfunktion aufgetreten ist, noch zusätzlich Hormon verordnen. Meiner Ansicht nach ist das ein Kunstfehler, aber er wird tausendfach gemacht und gilt als Therapiestandard. Ich habe dagegen angeschrieben, und siehe da, das Bewusstsein der Betroffenen ist etwas besser geworden. Die Menschen lesen die Bücher, und glücklicherweise erkennen sie oft recht schnell, dass sie nicht zufällig kurz nach Einnahme von L-Thyroxin psychotisch geworden sind, sondern dass es diese zu diesem Zeitpunkt falsche Therapie war, die ihnen Beschwerden verursacht hat. Es vergeht keine Woche, wo mir nicht eine Patientin erzählt, sie habe eines meiner Bücher gelesen und dann bei Panikattacken sofort das L-Thyroxin vermindert oder abgesetzt, als ihr der Zusammenhang zwischen einer akuten Schilddrüsenentzündung und einer künstlich ausgelösten Schilddrüsenüberfunktion klar geworden war.

Aber auch bei einer leichten Unterfunktion der Schilddrüse kann sich die Gabe von L-Thyroxin für eine Patientin mit Hashimoto-Thyreoiditis nachteilig auswirken. Es gibt in vielen Fällen dieser Schilddrüsenentzündung eine Art Funktionsstarre des erkrankten Organs, das sich nicht mehr auf Reize von außen anpassen und die Eigenproduktion zurückfahren kann, wie wir später hören werden. Für eine gesunde Schilddrüse ist das hingegen eine Kleinigkeit. Wenn Sie als Patientin L-Thyroxin verordnet bekommen – was ja vieltausendfach passiert, (und das meist aus nichtigem Anlass wie zum Beispiel harmlosen Schilddrüsenknoten, die ja gar nicht durch Jodmangel entstanden sind, wie so gerne angenommen wird) – dann wird jede halbwegs normale Schilddrüse sich rasch auf diese künstliche Manipulation einstellen können und die Menge an Hormon, die in der Tablette enthalten ist, einfach in der Eigenproduktion einsparen. Es mag sein, dass sie dadurch Kraft zur Gesundung von Schildddrüsenkrankheiten schöpfen kann. Wenn das so funktioniert, bin ich voll dafür. Ich bin kein prinzipieller Gegner der Hormongabe bei Hashimoto-Thyreoiditis, wenn ich auch glaube, dass synthetisches Schilddrüsenhormon im Vergleich zu der natürlichen Mischung, die im biologischen Schilddrüsenextrakt enthalten ist, als minderwertig anzusehen ist. Es gibt auch in meiner Praxis einige Patientinnen, die L-Thyroxin seit längerem einnehmen und dabei positive Auswirkungen auf ihre Hashimoto-Thyreoiditis erlebt haben. Zumindest dann, wenn diese Dosis der Tagesdosis entsprach. Ob die „Schwingungsfähigkeit" der Schilddrüse in Bezug auf die Dosisanpassung gegeben ist, muss man aber sehr vorsichtig mit kleinen Mengen an Hormon probieren, und sobald nach den ersten Gaben Schilddrüsenüberfunktionserscheinungen aufgetreten sind, muss man diese ernst nehmen und sich die Frage stellen, ob man überhaupt auf diesem Weg zur Heilung kommen kann.

An dieser Stelle möchte ich noch einmal ausdrücklich betonen, dass Laborwerte nur Anhaltspunkte für ärztliches Handeln sein können. Es ist eine abwegige Praxis vieler Ärzte, am Stand der Schilddrüsenwerte fT3, fT4 und TSH feststellen zu wollen, wie die Versorgung von Menschen mit Schilddrüsenhormon aussieht. Dieses Vertrauen in technische Maße ist ein Überbleibsel des 19. Jahrhunderts. Das einzige was zählt, ist das Befinden der Menschen. Wenn sie sich gut fühlen, sind sie auch gut eingestellt. Wenn sie sich schlecht fühlen, können die Laborwerte noch so gut sein, dann ist die Einstellung falsch und muss verändert werden. Nach oben oder nach unten. Als Anhaltspunkte für die Entscheidung, wohin es gehen muss, können Laborwerte sinnvoll sein.

Insgesamt berichtet ein Großteil der Patientinnen mit Hashimoto-Thyreoditis, die den Weg in meine Praxis gefunden haben, dass sie L-Thyroxin eher nicht vertragen würden. Dass von dem Tag an, an dem sie es genommen hätten, ein Leidensweg begonnen habe, der über die Beschwerden, die von der Krankheit selbst hervorgerufen werden, weit hinausgehen würde. Vor allem Ängste, Schwäche und Haarausfall treten nach Hormongabe häufig auf oder verstärken sich. Manchmal kann man durch Dosisreduktion eine Linderung dieser Beschwerden erreichen. In anderen Fällen wird man auf Schilddrüsenextrakt umsteigen oder durch andere heilende Maßnahmen eine Stabilisierung der Krankheit zu erreichen versuchen, wobei dann mitunter auch auf L-Thyroxin ganz verzichtet werden kann, weil die bereits wieder eingetretene Gesundung der Schilddrüse eine erhöhte Eigenproduktion zur Folge hat.

Es ist also nicht so, dass L-Thyroxin die einzige Lösung bei der Behandlung einer Hashimoto-Thyreoiditis ist. Ganz im Gegenteil ist es so, dass es meist unnütz oder sogar schädlich ist und die Ausheilung dieser Krankheit verhindern kann. Denn wer durch die Nebenwirkungen dieser Arznei außer sich ist und hilflos, wird es schwer haben, wieder in seine Mitte zu kommen und heil zu werden.

Autoimmunerkrankungen

Bevor wir in diesem Buch weiter zu den Heilmitteln gehen, wollen wir noch einen kurzen Blick auf das Phänomen der Autoimmunerkrankungen werfen. Wie das Wort schon sagt, scheint hier das Immunsystem, das Militär des Körpers, das ursprünglich eigentlich dafür aufgestellt wurde, um feindliche Eindringlinge abzuwehren, sich an einer Art Bürgerkrieg zu beteiligen, bei dem beispielsweise im Fall der Hashimoto-Thyreoiditis die ganze Schilddrüse flöten gehen kann. Spurlos verschwindet. Bis auf den letzten Rest aufgelöst wird, und das so, dass man später gar nicht auf den Gedanken kommen könnte, dass hier einmal eine Schilddrüse war. Ein Vernichtungskrieg also. Da ist schon die Frage erlaubt: Warum macht ein Körper das? Vor allem: Welche Gewebe und Organe des Körpers können denn vom Rest des Körpers dermaßen als Feinde definiert werden?
Es gibt heute 60 bekannte Autoimmunerkrankungen. Die Wissenschaft schreitet fort, wird immer genauer. Vielleicht erkennt man deshalb auch labortechnisch eher, was früher durch einfachere Untersuchungen unter den Tisch gefallen ist. Trotzdem bleibt die These zulässig, dass es früher wohl keine oder nur sehr wenige dieser Erkrankungen gegeben hat. Autoimmunkrankheiten sind modern. Sie sind Ausdruck unseres westlichen Lebensstils, der ja auch in anderen Bereichen die soziale Integrität oft längst aufgegeben hat. Es hat sich hier einiges an unserer sozialen Struktur geändert. Früher gab es ein Urvertrauen in Gemeinschaften, enge Familien, Sippen, Religionsverbände, ein Vertrauen, das so heute nicht mehr gegeben ist. Wir leben in einer Zeit, in der wir

routinemäßig von unserer Umgebung als Gegner, vielleicht sogar als Feinde erkannt werden – fast so wie Zellen in einem Organismus, in dem sie früher einmal einfach dazugehört haben, nun aber von Immunzellen angegriffen werden. Das heißt, dass Autoimmunerkrankungen im Grunde genommen nur ein Phänomen spiegeln, das sich in der westlichen Welt zum integrativen Bestandteil unseres Lebens in der Gesellschaft entwickelt hat. Einzelpersonen sind im Umfeld zunehmender Überwachung markierte Zellen geworden, die jederzeit dem Zugriff von Außen unterliegen können.

Bei den Autoimmunerkrankungen betrifft dieses Phänomen vor allem die äußeren und inneren Oberflächen des Körpers, darüber hinausgehend aber auch die Leistungszentren wie die Leber, die Niere oder das Gehirn. Es ist meine therapeutische Erfahrung, dass man einen Menschen etwa mit Multipler Sklerose, bei der Gehirn- und Rückenmarkszellen von dieser Autoaggressivität befallen werden, mit Menschen vergleichen kann, die einen Lupus erythematodes oder ein Goodpasture-Syndrom haben, bei dem die Niere betroffen ist, und dass diese Menschen innerlich mit Patienten übereinstimmen, die an Autoimmunerkrankungen der Schilddrüse wie dem Morbus Basedow oder der Hashimoto-Thyreoiditis leiden. In allen diesen Fällen gibt es eine Lebenssituation oder einen seelischen Kernkonflikt, bei dem seelische Grenzüberschreitungen zur „Organüberforderung“ führen. Das Selbstbild des Organs, seine Identität, wird angegriffen, und grundsätzlich in Frage gestellt. Selbstzweifel sind die Grundlage dieses Mechanismus, weshalb es im

seelischen Erleben eines Menschen nichts Schlimmeres geben kann, als von außen dazu gezwungen zu werden, eigene Gefühle, Gedanken oder Handlungen grundsätzlich in Frage stellen zu wollen. Einem Menschen Eigeninitiative zu rauben kann hier sehr gefährlich werden. Diese Art von Zwang hindert den einzelnen Menschen daran, ein selbstbestimmtes Leben zu führen, und seine Gesetze nach dem zu gestalten, was man selbst für gut und richtig erkennt. Wer den kategorischen Imperativ von Immanuel Kant („Handle so, dass die Maxime deines Handelns ein allgemeines Gesetz werden könnte“) nicht leben kann, der öffnet das Tor zu Krankheiten des Selbstzweifels. Denn es ist eine Grundbedingung des Lebens, dass jedes Organ im Körper zu seinem Recht kommen muss. Dass es auch für den gesamten Körper als gut gilt, wenn es seine Funktionen wahrnimmt. Dadurch, dass die Menschheit eine klare Führung verloren hat, wie das früher der Glaube und eine stärker von Moralvorstellungen regierte Gesellschaft bieten konnte, und außerdem noch von Seiten einer Wirtschaft, die mehr und mehr Produkte verkaufen möchte, zunehmend starker Druck auf den Menschen ausgeübt wird, dieses oder jenes glauben oder tun zu müssen, kann es leichter passieren, dass der Einzelne an Orientierung verliert, sich selbst als unfähig und die eigene Urteilskraft grundsätzlich als unzureichend empfindet und sich Halt suchend in Abhängigkeiten begibt, die zu tiefgehenden Enttäuschungen führen.
Das kann sich im Immunsystem so auswirken, dass ein Zwang, der von außen auf die Seele einwirkt, dadurch zu dem „Erfolg“ führt, dass der Körper in großer Bereitwilligkeit jenes „Hindernis“, das er gegen diese Anmutungen noch bietet, einfach im vorauseilenden

Gehorsam selbst entfernt. Selbstzerstörung als Weg, könnte man sagen. Es ist, als würde man sich ins eigene Bein hacken.
Welcher Aggressor kann es aber sein, der die Hashimoto-Thyreoiditis hervorruft? Es muss das ein Zwang sein, der sich gegen die eigene Leistungsbereitschaft des Menschen wendet, die Eigeninitiative, eine Kraft, die von der Schilddrüse aktiviert und unterhalten wird. Es muss auch ein Zwang sein gegen die Individualität und die eigene Attraktivität als Person, denn eine gut funktionierende Schilddrüse macht uns jugendlich und schön, während uns eine kranke Schilddrüse älter und kränker wirken lässt, als wir sind. Eigentlich ein Zwang also, der einem die eigene Wesenhaftigkeit rauben möchte. Und die Therapie einer Hashimoto-Thyreoiditis wird dann zum Versuch, sich gegen diesen Zumutung zu wenden und der Persönlichkeit des Patienten oder der Patientin wieder neu zum Durchbruch zu verhelfen. Denn wer die Schilddrüse „rettet", der rettet das an einem Menschen, was ihn zu dem macht, was er eigentlich ist.

Handelt es sich um eine weibliche Krankheit?

Männer, die meine Bücher zur Schilddrüse lesen, sind meist frustriert, weil sie sich dabei nur selten wiederfinden. Es ist eine merkwürdige Sache mit dieser Krankheit. Ich sehe im Jahr etwa 1000 Frauen und nur 5 Männer, die an der Hashimoto-Thyreoditis erkrankt sind. Vielleicht ist die Dunkelziffer hoch, und mit hoher Wahrscheinlichkeit sind Männer oft schicksalsergeben, Frauen hingegen stärker geneigt, aktiv gegen Krankheiten vorzugehen, weshalb ich bevorzugt von Frauen aufgesucht werde. Aber das Ungleichgewicht der Geschlechter im Praxisalltag überrascht mich doch.

Wie ist denn das mit Mann und Frau? Ich war als junger Mann der Meinung, dass Männer und Frauen abgesehen von den offensichtlichen körperlichen Differenzen einfach beides Menschen und im Wesentlichen gleich seien. Die Beschäftigung mit der Naturheilkunde aber (und das Älterwerden) hat ein neues Licht auf die Geschlechter und die Wesenhaftigkeit von Frauen und Männern geworfen. Mann und Frau sind grundverschieden. Der Naturwissenschaftler weiß, dass ein Mann genetisch gesehen mit einem männlichen Affen weit mehr gemein hat als mit einer Frau. Das macht allein der chromosomale Unterschied. Und der Blick der Naturheilkunde geht noch tiefer. Nach der Lehre der Elemente steht der Mann im Zeichen des Feuers und die Frau im Zeichen des Wassers, vergleichbar der Situation von Nadelbäumen und von Laubbäumen, die in ihrer Wesenhaftigkeit eindrucksvoll das männliche und das weibliche Prinzip verkörpern. Hier die Veränderlichkeit, die ernährende Funktion, die Milch des Baumsaftes. Dort das stachlige, harzige, entzündliche Wesen mit den kleinen, würzigen Samen. Der Mann ist ein Wesen der Sonne und des Tages, neigt zu Hitze und Trockenheit, was ihm Witz und Tatkraft verschafft, und die Frau ist sein Gegenpol, ein Wesen des Mondes und der Nacht, unterworfen den Rhythmen der Natur, die wie Jahreszeiten in ihr wirken, ein kühles, feuchtes, schöpferisches Wesen, dem großer Gefühlsreichtum zu Gebote steht. Diese Grundprinzipien von männlich und weiblich, die die Chinesen in ihrer Tradition mit den Begriffen von Yang und Yin dargestellt haben, vermischen sich zwar im Einzelmenschen auf nicht immer berechenbare Weise, weshalb man von einem einzelnen Mann oder einer einzelnen Frau nie im Vorfeld sagen können wird, wie er oder sie sich orientiert, und mit welchem Gegenüber er oder sie zur Vollkommenheit verschmelzen kann. Doch als grobe Richtlinie kann diese Wesenhaftigkeit für einen durchschnittlichen Mann und eine durchschnittliche Frau gelten. Man muss nur Säuglinge und Kleinkinder beobachten, die sich selbst überlassen sind, um zu erkennen, dass in ihnen eine elementare Kraft wirkt, die sie in die eine oder andere durchaus klischeehafte geschlechtliche Richtung bringt. Hier die Autos, der Wettstreit, das Basteln. Dort das Kümmern, Kochen, das schön sein, das Schmücken. Kein Mensch sagt diesen Kindern, wie sie sich zu verhalten haben. Sie sind so aus ihrem Inneren heraus. Und dass sie so sind, macht die Geschlechter unheimlich verschieden in ihrer Wesenhaftigkeit.

Heute sehe ich Mann und Frau in ihrer Wesenhaftigkeit als grundverschieden an, und verstehe jetzt erst, warum der Mensch auch die Neigung hat, sich durch Paarbildung zu runden und vervollkommnen zu wollen. Allein in seiner einseitigen Wesenhaftigkeit befangen wird man weit schwieriger in sich ruhen und die eigenen Potentiale ausschöpfen können.

Nach der Lehre der Elemente ist die Hashimoto-Thyreoiditis eine heiße und trockene Krankheit, die durch kühle und feuchte Heilmittel kuriert werden kann. Unter Maßgabe des oben Stehenden heißt das, dass jede Frau, die ihre Wesenhaftigkeit lebt und in sich ruht, diese Krankheit aus Eigenem überwinden kann und das auch tun wird, sobald sie den sie quälenden seelischen Konflikt abgelegt hat. Denn sie trägt die Kraft des Elementes Wasser in sich selbst und kann, wenn sie an ihren Ursprung geht, diese Heilkraft in sich wecken. Weil das so ist, sind die Heilerfolge in meiner Praxis auch recht groß. Denn im Wesentlichen sind es die Kranken selbst, die in dem Augenblick, in dem sie Selbstvertrauen schöpfen, zu Heilern ihrer selbst werden.

Es ist mir andererseits weit schlechter gelungen, den Männern, die meinen Rat gesucht haben,

konkrete medizinische Hilfen zu geben. Ein Mann, der an der Hashimoto-Thyreoiditis erkrankt, ist nämlich ein Sonderfall, wahrscheinlich auch in Bezug auf sein Wesen, vielleicht auch seine Männlichkeit und Sexualität.

Ein Beispiel: Eine hochintelligente Künstlernatur, ein vierzigjähriger Mann, der als Selbstständiger mit einer Computerfirma seine wachsende Familie zu ernähren suchte und dabei in einer Hashimoto-Krise landete, die innerhalb des halben Jahres, in dem ich ihn in meiner Praxis gesehen habe, ein Viertel seiner Schilddrüse zerstörte, und das trotz der Maßnahmen, die wir dagegen ergriffen hatten. Er muss sein Leben als ausweglos empfunden haben, hatte den größten Wunsch in sich, ein großes künstlerisches Werk zu schaffen, musste aber Geld verdienen. Die Erkrankung hatte in diesem Fall den „Sinn", seine Emotionalität zu glätten, und damit auch den kreativen Wunsch in sich einschlafen zu lassen. Er konnte auf keine Behandlung ansprechen, weil er sein Leben nicht ändern konnte. Er musste die Schilddrüse verlieren und mit L-Thyroxin weiterleben, damit er die Nüchternheit des Alltags leben und auch ertragen konnte. Die sensible, feinfühlige Schilddrüse, die seine künstlerische Art im Regelfall angetrieben und zur Entfaltung gebracht hätte, musste verschwinden, um dem, was er gedanklich für gut und richtig hielt – nämlich ein Leben der Pflicht und des beruflichen Erfolgs – durchsetzen zu können. Hier wurde nach meinem Eindruck die Krankheit zur Lösung eines Konflikts, der zwischen seinem Wesen, seiner individuellen Veranlagung und seinem Leben als Ernährer seiner Familie entstanden war.

Ein anderer, junger Mann, noch Student, hatte in der Anstrengung des Studiums einen Hashimoto-Schub erlitten, konnte aber, schon bevor wir uns sahen, durch das Aufgeben des Studiums und die Zurückstellung seiner ehrgeizigen Pläne eine seelische Entlastung erleben, unter der seine Antikörperspiegel absanken. Welcher Mechanismus hatte bei ihm die Krankheit bewirkt, und was war ihr Sinn? Warum sollte er – wenn man die Sprache seiner Krankheit so interpretiert – von seinem Berufswunsch ablassen? Ich konnte es auch nicht sagen oder erkennen, obwohl wir uns lange unterhielten und er mir viel aus seinem Leben erzählte. Hauptsache, es ging ihm besser, fand ich zuletzt. Und auch in diesem Fall war davon auszugehen, dass allein die Lösung des ihn quälenden Konflikts schon eine große Entlastung für die Schilddrüse bedeutet hatte und die Krankheit einer Gesundung zustrebte. Sicherlich wurde diese auch unterstützt durch einige Maßnahmen, die er in einem anderen Buch von mir gelesen und bei sich angewandt hatte. Aber wirklich abgesunken waren die Antikörperspiegel erst, als er sich wirklich dazu durchgerungen hatte, das Studium zu beenden.

So ähnlich wie diese waren einige andere Fälle von Männern mit Hashimoto-Thyreoiditis. Eine Heilstrategie ist hier schwer zu entwickeln, wenn man nicht an die großen Fragen geht: Warum bin ich hier? Wer bin ich? Wohin gehe ich? Diese Fragen sind im Einzelfall aber immer sehr schwer zu beantworten. Und wenn das nicht gelingt, dann ist es umso wichtiger, durch eine gute Lokaltherapie mit kühlenden und befeuchtenden Arzneien und biologischen Heilmitteln die Grundvoraussetzung für eine körperliche Genesung zu schaffen, die sich dann sicherlich auch mehr oder weniger stark in geistige und seelische Bereiche auswirken und den Weg zu Selbstfindung und Gesundung bahnen kann.

Das Wesen der Schilddrüse

Wir wollen an dieser Stelle auf die Seele zu sprechen kommen. Die Seele ist jenes Drittel der menschlichen Wesenhaftigkeit, die in der Wissenschaft keine Rolle spielt. Dort wird über den Körper und über den Geist gesprochen. Doch die Empfindungen des Menschen scheinen den Forschern nebensächlich. Das erklärt, warum die Schilddrüse von der Forschung wenig beachtet wurde und von den meisten Therapeuten im Alltag auch geringschätzig behandelt wird. Es ist unglaublich, wie oft bei uns in Deutschland durch die medizinische Industrie Schilddrüsen operativ entfernt werden. Einige dieser Menschen kommen zu mir und klagen darüber, dass ihnen dabei die Seele geraubt wurde. Und sie haben Recht. Die Schilddrüse ist wahrscheinlich die stärkste körperliche Ausdrucksform dieses Unfassbaren, das wir Seele nennen. Sie gibt uns die Kraft der Empfindung und ist damit für das Ich-Gefühl verantwortlich. Die Schilddrüse bestimmt mit ihrer Hormonproduktion zwei wesentliche Bereiche unserer Gefühlswelt. Da ist einmal das Thyroxin, die organisch verständliche Version des Elementes Jod. Es verleiht uns Kraft in allen Bereichen und fördert unsere Aktivität. Thyroxin ist der Brennstoff für Körper, Geist und Seele. Im Übermaß ruft es aber einen Zustand hervor, der gut in das Bild gefasst werden kann, man sei eine Kerze, die von beiden Seiten brennt. Selbst der Körper wird in einer starken Schilddrüsenüberfunktion, die über Monate anhält, immer kleiner und heißer und schmilzt. Der Geist wird dabei immer aktiver, sodass er gar keinen Schlaf mehr braucht. Und die Seele? Sie bewegt sich in eine Richtung, die man in ähnlicher

Weise höchstens vom Drogenmissbrauch kennt. Sie empfindet ungeheuer intensiv, nimmt Reize viel stärker wahr, erfasst sie tiefer, was schnell in Angst und Panik umschlagen kann.

Wer wir sind und wie wir leben, wird zu großen Teilen von der Schilddrüsenfunktion bestimmt, denn sie gibt die Richtung unserer Aktivität, unserer Leistungsfähigkeit, und unseres Handelns vor. Noch wichtiger aber: Sie erlaubt es uns, unsere Anlagen zu entfalten und uns unsere Träume zu erfüllen, indem wir in Eigenregie, Fleiß und Zielstrebigkeit unseren Weg gehen lernen. Diese Funktion der Schilddrüse ist im Grunde genommen ja auch der Schulmedizin bekannt, wenn auch erst seit dem späten 19. Jahrhundert. Damals gab es viele Menschen mit einer Schilddrüsenunterfunktion, die als „Idioten“ oder „Kretins“ dahindämmerten, bis den Ärzten auffiel, dass allein die Gabe von Jod die meisten von ihnen wieder in ganz normal funktionierende Individuen verwandeln konnte. Denn die Schilddrüsenkrankheit war nur eine Mangelerscheinung. In der Mitte des 20. Jahrhunderts gelang es dann sogar, das wichtigste Schilddrüsenhormon synthetisch herzustellen und in Form von Tabletten zu verabreichen. Die Medizin glaubt, dass damit der Fall gelöst ist. Dass man die Schilddrüse mit dieser Tablette quasi ersetzen kann. Wer heute eine Schilddrüsenoperation bekommt, wird danach mit L-Thyroxin abgespeist in der Annahme, damit sei die Schilddrüsenfunktion ausreichend abgedeckt. Aber diese Vermutung greift bei vielen Menschen zu kurz. Schon weil manche dabei Probleme haben, L-Thyroxin in die aktive Form des Schilddrüsenhormons, das Tyrosin oder T3, umzuwandeln. Und andere merken die Schwankungen des Tagesbedarfs sehr stark, indem sie an manchen Tagen relativ zu viel L-Thyroxin einnehmen, wobei sie nervös werden, Herzklopfen haben und ihnen die Haare ausgehen. Und an anderen Tagen ist zu wenig davon da, und sie fühlen sich schlapp und lustlos. Schon dieses Dosierproblem ist problematisch. Die Sache geht aber weit tiefer.

Wie steht es beispielsweise mit dem zweiten wichtigen Bereich, in dem die Schilddrüse der Seele Kraft schenkt, der Hormonachse des Parathormons und des Calcitonins? Man schreibt diese Funktion in großen Teilen der so genannten Nebenschilddrüse zu, weil dort ein wichtiger Teil dieser Tätigkeit stattfindet. Und doch weiß man auch, dass in den C-Zellen der Schilddrüse Calcitonin gebildet wird, und dass die operative Entfernung der Schilddrüse einen negativen Einfluss auf das Gleichgewicht dieser Hormonachse haben kann. Denn nun kann es so kommen, dass eine überaktive Nebenschilddrüse zu viel Parathormon ins Blut schickt, was Müdigkeit und Trägheit zur Folge haben kann, da nun Kalzium ins Blut einströmt. Dabei entsteht auch eine Knochenerweichung. Der Vorteil dabei ist sicherlich: Man fühlt sich irgendwie doch recht sicher und aufgehoben. Als Gegenreaktion mag wieder die Abgabe von Calcitonin erfolgen, wodurch das Kalzium wieder aus dem Blut entfernt wird. Es wird in den Knochen eingebaut, wodurch diese stabiler werden. Auch dieses Hormon verleiht einem das Gefühl von Schutz und Sicherheit, da Festigkeit im Gewebe Selbstbewusstsein schenkt, sich den Anforderungen des Lebens stellen zu können und ihnen gewachsen zu sein. Calcitonin erlaubt uns den aufrechten Gang und ermöglicht es, dass wir Verantwortung auf uns nehmen. Was so im Körper wirkt, reicht auch in die Seele. Und deshalb ist es wichtig, eine möglichst vollständige Schilddrüse zu haben, denn die Calcitonin produzierenden Zellen liegen zu einem erklecklichen Teil in der Schilddrüse, und nicht in der Nebenschilddrüse, und üben dort ihre segensreiche Wirkung aus. Diese Funktion kann keine L-Thyroxin-Tablette ersetzen.

Weil das so ist, verstehen wir auch, wie es kommen kann, dass ein Mensch mit einer erkrankten Schilddrüse einen Einbruch in der Seele erlebt, der persönlichkeitsverändernd wirken kann. Insbesondere eine Entzündung der ganzen Schilddrüse legt viele hormonbildende Zellen lahm, von denen es ja wahrscheinlich weit mehr gibt, als uns das bislang bekannt ist. Wir stehen im Grunde genommen noch am Anfang der Naturwissenschaft und können gar nicht sagen, was es neben den jodhaltigen Hormonen und den Kalziumreglern noch alles an Botenstoffen der Schilddrüse gibt, die für Geist, Körper und Seele Bedeutung haben. Wohl aber können wir heute schon abschätzen, dass es mit der Gabe von L-Thyroxin als Ersatz für die Tätigkeit der Schilddrüse nicht getan sein kann, und dass diese unter Umständen auch eine Einseitigkeit des Regelungsablaufes erzeugen wird, die sich für den Betroffenen nachteilig auswirken kann. Der Tag ist noch fern, an dem man versucht, mit einer Transplantation von Schilddrüsengewebe diese Funktionen zu ersetzen, aber sinnvoll wäre das. Wenn man bedenkt, wie viel Schilddrüsen in Deutschland aus nichtigem Anlass operiert werden, und wie viel von dem Gewebe biologisch einwandfrei und gesund ist!

Und all das wird weggeworfen, anstatt dass man es für Menschen nutzt, die gar keine Schilddrüse mehr haben, oder nur eine kranke und wenig leistungsfähige. Man könnte aus einem Schilddrüsenlappen allein wahrscheinlich zwanzig Stücke für so eine Transplantation gewinnen, denn man weiß, dass diese innerhalb weniger Jahre wieder im Körper von selbst zur notwendigen Größe herangewachsen sein werden. Mit dieser Methode könnte viel Leid vermieden, und könnten Milliarden an Gesundheitskosten gespart werden, die wir für Schilddrüsenhormontabletten ausgeben. Aber ich habe noch nicht gehört, dass ein Arzt überhaupt eine Schilddrüsentransplantation versucht hätte. Weil man die Schilddrüse in der Kassenmedizin generell missachtet. Weil man sie nicht als lebenswichtig einstuft, und weil sie auch keine kosmetische Bedeutung hat. Ich hoffe, es noch zu erleben, dass sich dieses Bild wandelt. Denn wer eine gesunde Schilddrüse hat, kann wieder tiefer in die eigene Seele hinein finden. Und viel mehr als das hat das Leben auch nicht zu bieten.

Ursachen der Hashimoto-Thyreoiditis

Kurz ein Wort zu diesem Thema, da es dunkel ist und dadurch den kommerziellen Interessen, die medizinische Lösungen anbieten, Tür und Tor geöffnet sind.
Das meiste, was man zu den Ursachen dieser Erkrankung hört, ist offensichtlich Spekulation. Viele Menschen kommen mit langen Listen von Laborbefunden in meine Praxis, die sie im Regelfall selbst bezahlt haben, wofür mitunter tausende an Euros ausgegeben wurden. Da ist dann alles bestimmt worden, und die Labore, die sich mit dieser Aufgabe beschäftigen, legen auch gut formatierte, oft farbige und eindrucksvolle Schilderungen von den Momentaufnahmen vor, die sie da gemacht haben. Gut für die Arbeitsplatzsicherheit in diesen Laborbetrieben und die Gewinne ihrer Eigner. Im Regelfall führt so ein labortechnischer Rundumschlag einem Leidenden aber nicht weiter. Eher ist er schädlich. Denn dieser Wert passt nicht ganz, und jener ist auch aus dem Normbereich gerutscht, und schon beginnt der Laborarzt schriftlich zu drohen. Korrigiere das bloß, so die Botschaft, bis der Wert wieder zwischen die Striche der Normwerte passt, und lasse das dann wieder kontrollieren. Und so verdient das Labor an Ihnen, und der Hersteller von Tabletten der Vitalstoffe, die da gemessen werden, und die Hersteller und Therapeuten von so genannten ausleitendenVerfahren, die sich der „Entgiftung“ des Körpers widmen, und viele andere mehr. Das ist gut für die Wirtschaft, das Wirtschaftswachstum und den Industriestandort Deutschland.

Der einzige, der an dieser Sache nichts verdient, sind Sie, der Hashimoto-Patient. Sie geben immer nur Geld aus und werden ganz verzweifelt, weil bei Ihnen die ganzen Laborwerte durcheinander sind. Sie sind in Panik über Ihre falschen Werte. Nüchtern betrachtet aber ist das nur ein medizinisches Geschäftsmodell ohne große Bedeutung, das Sie nicht auf den Weg der Heilung führt. Das sollten Sie verinnerlichen.

Ich bin auch kein Freund von Ideen wie jener, dass man vielleicht im Jahr 1986, als der Reaktor von Tschernobyl eine gering erhöhte Strahlenbelastung in ganz Europa bewirkte, etwas an der Schilddrüse abbekommen haben könnte und deswegen eine Hashimoto-Thyreoditis vorliegen würde. Woher kommt hier meine Skepsis? Weil unser Körper dafür angelegt ist, lebenslang mit radioaktiver Strahlung umzugehen und sie zu ertragen. Die kosmische Strahlung und die Erdstrahlung wirken ständig auf uns ein. Wenn zwischendurch einmal irgendwo zusätzlich erhöhte Radioaktivität vorliegt, ist das sicherlich ein Stressfaktor, vor allem, wenn dabei radioaktives Caesium in die Schilddrüse gelangt und dort abgespeichert wird und gemütlich bis an das Lebensende dort vor sich hin strahlen kann. Man sollte aber nicht glauben, dass davon sich auch schon gleich ein ganzes Organ entzündet. So eine drastische Reaktion des Körpers gibt es auf dergleichen Reize nicht. Wenn es so wäre, dass wir auf Umweltreize in dieser Art reagieren, dann wäre keiner von uns gesund und wir würden viel früher sterben, als wir das tun. Tatsächlich aber hat sich unsere Lebenserwartung in den letzten Jahrzehnten beständig erhöht, trotz dieser gewachsenen Umweltbelastungsfaktoren.

Offensichtlich wirken sich diese nicht so gravierend aus. So ist es auch mit anderen Schwermetallen, die der Körper eben abspeichert oder auch wieder ausscheidet, und mit denen er, so lange keine giftigen Konzentrationen erreicht werden, auch ganz gut umgehen kann.
Die Hysterie in Bezug auf das Amalgam ist ein gutes weiteres Beispiel in dieser Richtung. Amalgam ist eine sehr stabile chemische Quecksilberverbindung, die höchstens durch starke Hitzeentwicklung – beispielsweise ein rasch rotierender Bohrer beim Zahnarzt mit Dampfentwicklung – zerstört werden kann. Dann wird sie gefährlich, wenn man nämlich versucht, sie mechanisch aus dem Körper zu entfernen. Davon abgesehen nehmen wir über die Nahrung mehr oder minder große Mengen an Quecksilber zu uns und scheiden es auch wieder aus. Die Vorstellung, dass Amalgamplomben die Ursache einer chronischen Erkrankung sein sollen, ist abwegig und reiht sich in viele andere Vorstellungen eines Vergiftetseins ein, die viele Menschen haben und die aus einer alten abergläubischen Tradition stammen.

Früher hat man die Ursache chronischer Krankheiten auf Hexerei geschoben, fühlte sich mit einem Fluch belegt und wollte die Seele reinigen. Heute ist es so, dass „übersäuerte“ und „vergiftete“ Menschen in der Mitte des Lebens medizinische Hilfe für den Körper suchen, um diesen von Schadstoffen befreien zu wollen. Sie sind Nachfahren der Abergläubigen, und abgesehen von ganz seltenen wirklich vorliegenden Vergiftungen, die es ja auch gibt, ist die Masse der Menschen, die sich vergiftet oder übersäuert fühlen, auf einem medizinischen Holzweg.

Wenn ich also viele Laborwerte durchschaue und dabei sehe, dass der eine oder andere Wert etwas niedriger oder höher ist, tue ich das mit Skepsis. Der Körper ist im Regelfall viel zu kreativ und mächtig, um sich von so kleinen Belastungen durch Schadstoffe beeindrucken zu lassen. Wohl aber ist die Seele mächtig, und Spannungen der Seele können nachhaltig krank machen aufgrund der enormen Kreativität der Seele, die dann sogar Schadstoffe dazu nutzen kann, um körperliche Krankheitserscheinungen hervorzurufen. Damit will ich allerdings nicht sagen, dass es keine Mangelzustände an Vitalstoffen gibt und dass es auch hilfreich sein kann, diese medikamentös auszugleichen. Ich will damit nur sagen, dass man in dieser Frage einen kühlen Kopf bewahren soll.

Nächstes Thema. Als organische „Ursachen" einer Hashimoto-Thyreoiditis glauben viele eine vorausgegangene Jodbelastung zu erkennen. Logisch ist diese Vermutung aber nicht, und wird nicht überzeugender, nur weil das in so vielen Ratgebern steht und sich gewissermaßen in den Kodex der europäischen Allgemeinbildung eingeschrieben hat. Das Jod, das wir in der Nahrung abbekommen, ist an sich für den Körper gar nicht verständlich. Es ist erst die Schilddrüse, die es durch Koppelung an eine Aminosäure aktiviert und damit eine starke Reaktionsfähigkeit des Körpers auf Jod auslöst. In extremen Fällen einer millionenfach überhöhten Dosis an Jod, das bei Kontrastmittelgaben ins Blut gespritzt wird, kann es zwar zu Empfindlichkeitsreaktionen kommen. Das liegt daran, dass in Fällen, in denen noch eine funktionsfähige Schilddrüse da ist, ein Teil davon in Hormon umgesetzt wird. Und wenn einige Zellen der

Schilddrüse krank sind und überschießend Hormon aufgrund dieser Belastung herstellen, kann es zu Überfunktionserscheinungen kommen. Eine normale Schilddrüse ist aber so schlau, es gar nicht erst so weit kommen zu lassen, und verschließt sich diesem Ansturm an Jod, indem sie ihre Arbeit vorübergehend ganz herunterfährt. Diese Reaktionsweise wird vor Operationen oft genutzt, indem man im Vorfeld große Mengen an Jod zuführt, das so genannte „Plummern“. So kann man dann während des Eingriffs die Schilddrüse unbedenklich drücken oder klemmen, ohne dass es dabei zur Ausschüttung übermäßiger Mengen an Hormon ins Blut kommen kann. Einfach, weil seit der Jodüberlastung gar kein Hormon gebildet wurde. Und die millionenfache Menge von dem, was sonst vom Körper über die Nahrung aufgenommen wird, kann der Körper ohne Probleme auch wieder binnen weniger Tage ausscheiden. So einfach ist das. Eine Jodvergiftung des Körpers zu erreichen ist fast unmöglich.

Warum also sollte sich die Schilddrüse entzünden, wenn große Mengen an Jod zugeführt werden? Logisch ist diese weit verbreitete Denkweise nicht, wenn man die physiologischen Verhältnisse kennt. Und schädlich ist diese Denkweise auf jeden Fall. Denn das Perfide an dieser Information, Jod sei bei Hashimoto-Thyreoditis schädlich, liegt daran, dass man Menschen durch künstlich erzeugten Jodmangel in die Unterfunktion treibt und dann behauptet, es sei die Entzündung, die dafür verantwortlich sei. Nein, das ist sie keineswegs. Wenn Sie kein Jod einnehmen, kann die Schilddrüse kein Hormon bilden. So einfach ist das. Auch das ist ein Behandlungsfehler, der häufig gemacht wird.

Nicht unproblematisch allerdings scheint mir ein Eisenmangel zu sein. Die meisten jüngeren Frauen, die eine Hashimoto-Thyreoiditis entwickeln, sind ja in einem Alter, in dem sie durch die Monatsblutung Eisen verlieren. Eisen ist wahrscheinlich das wichtigste Element für die Funktionsfähigkeit des Immunsystems überhaupt. Wenn wir Infekte abwehren, sinkt unser Eisenspiegel, weil es bei diesem Abwehrkampf verbraucht wird. Ich kann mir vorstellen, dass diese Schwächung des Immunsystems die Ausbildung einer Autoimmunerkrankung bewirken kann und halte es deshalb auch für wichtig, dass man einen guten Eisengehalt im Körper hat, um einer Hashimoto vorzubeugen, aber auch, um sie ausheilen zu können.
Ich halte es auch für sinnvoll, das Körperspeichereisen Ferritin zu bestimmen, denn es sagt sehr viel darüber aus, wie viel Eisen den Geweben zur Verfügung steht.
Ein Eisenmangel ist generell von Übel, und kann die Beschwerden bei einer Hashimoto-Thyreoiditis noch verstärken, darunter vor allem Müdigkeit, Infektanfälligkeit, Haarausfall und Depression. Deshalb sollte man immer seinen Ferritin-Wert kennen, wenn man an dieser Krankheit leidet, und notfalls mit der Einnahme von Eisenpräparaten bis hin zur Eiseninfusion korrigierend eingreifen.
Wert hat nach meiner Ansicht auch die biologische Variante des Eisens, indem man pflanzliches, durch Fruchtsäure aktiviertes Eisen wie Floradix Kräuterblut einnimmt und dessen Aufnahme durch die Schüßler-Salze Nr. 3 Ferrum phosphoricum D12 und Nr. 17 Manganum sulfuricum D6, je 5 Tabletten täglich, unterstützt, bis eine Bestimmung des Ferritins zumindest Werte von 50 ng/ml ergeben hat.

Ähnlich wichtig sind andere Spurenelemente, die das Immunsystem noch braucht, darunter vor allem Zink und Kupfer. Leider hat man hier aber keinen Laborwert, der den Körpergehalt an diesen Spurenelementen stichhaltig abschätzen lässt. Man kann sie im Blut bestimmen, aber das ist wenig aussagekräftig, selbst wenn Vollblut genommen wird. Es handelt sich um Labormomentaufnahmen, die das Geld nicht wert sind, die sie kosten. Genauer wären Bestimmungen des Zink- und Kupfergehaltes im menschlichen Haar. Das ist aufwendig und auch kostspielig. Wahrscheinlich schadet es nicht, ein Kupfer- oder Zinkpräparat über einen bestimmten Zeitraum hinweg einzunehmen, wenn man an einer Hashimoto-Thyreoiditis leidet. So steht es zumindest in vielen Ratgebern. Bedenken sollte man dabei aber, dass jede Nahrungsmittelergänzung an sich unphysiologisch und der Nutzen bei der Behandlung von Krankheiten dadurch aus naturheilkundlicher Sicht eher zweifelhaft ist. Denn alles Künstliche ist eine Bevormundung und Bevormundung hemmt die Eigeninitiative eines gesund werden wollenden Körpers. In dem Sinn sind alle Arzneien künstlich, weshalb es sinnvoll ist, sich alle Wirkweisen einer Arznei gut vor Augen zu führen, bevor man sie anwendet. Hier hilft es, homöopathische Arzneimittelprüfungen von Zink und Kupfer zu kennen, um überprüfen zu können, ob sie sich überhaupt als Arzneien für die Behandlung eines Zink- oder Kupfermangels eignen.

Wie sieht es denn mit Selen und Vitamin C aus? Wir haben es hier mit Antioxidantien zu tun, die theoretisch auf chemischer Ebene Entzündungen im Körper lindern oder gar aufheben können. Wir erhalten hier aber keine klare Unterstützung durch wissenschaftliche Studien, außer jenen, die von den Herstellern von Selen- oder Vitamin C-Präparaten gesponsert wurden. Auch hier sticht vor allem das Unphysiologische der Anwendung ins Auge. Selenmangel mag eine Ursache für die Entstehung einer Hashimoto-Thyreoiditis sein. Zumindest kann die Schilddrüse ohne Selen nicht ordnungsgemäß funktionieren. Der Tagesbedarf an Selen liegt bei etwa 50 mcg. Selen wird von der Jodthyronin-5-Dejodase gebraucht, die aus dem inaktiven T4 das aktive Schilddrüsenhormon T3 macht. Somit ist dieses Spurenelement auch dafür verantwortlich, dass Schilddrüsenhormon aktiviert werden und im Gewebe ankommen und dort seine segensreiche Wirkung entfalten kann, besonders bei Menschen, die Schilddrüsentabletten zu sich nehmen. Bekannt ist aber auch, dass größere Mengen an Selen Vergiftungserscheinungen wie beispielsweise Abgeschlagenheit, Depression und Haarausfall bewirken können, Probleme, die Hashimoto-Patientinnen ja schon von ihrer Krankheit her kennen. Was aber ist denn eine giftige Dosis? Diese Frage ist pauschal nicht zu beantworten. Viele Menschen können 1000 mcg gerade noch verkraften, andere nur 500 mcg. Wenn Sie selen-empfindlich sind, wird diese gerade noch ungiftige Dosis bei Ihnen vielleicht nur 300 mcg sein, eine Menge, die standardmäßig bei der Hashimoto-Thyreoiditis verordnet wird, weil man meint, dass viel hier viel helfen würde. Ich vertrete die Meinung, dass auch bei starker Entzündung 200 mcg ausreichen, und dass man sich sonst auf 100 mcg beschränken kann. Aber auch die homöopathische Anwendung von Selen ist in Betracht zu ziehen, und das vor allem in Fällen, in denen die Beschwerden zum homöopathischen Mittelbild von Selen passen.

Ähnlich ist es mit höheren Mengen von Vitamin C in Dosen von über 500 mg, die vielleicht unter laborchemischen Gesichtspunkten Entzündungen hemmen können, dabei aber auch stark in den Stoffwechsel eingreifen und ihn verändern. Wenn wir alle Details in Bezug auf die Funktionsweise des Stoffwechsels kennen würden, könnten wir damit leben, auf diese Weise den Stoffwechsel zu manipulieren. So aber ist es wahrscheinlich schädlicher als nützlich, Nahrungsergänzungsmittel auf diese Weise einzusetzen, vor allem über längere Zeiträume hinweg. Denn wir wissen ja gar nicht, was wir tun, und geben dabei viel Geld für Produkte aus, die uns unter zweifelhaften Versprechungen verkauft werden.

An dieser Stelle auch ein Wort zur Ernährung. Was soll ich essen? Was darf ich essen? Was soll ich beim Essen vermeiden? Diese Fragen von Patienten sind so häufig und kommen so automatisch, dass man sie schon fast reflexhaft nennen muss. Arzt=Ernährungsratgeber. Reflexhaft sind diese Fragen nach dem „richtigen" Essen ebenso wie die Willfährigkeit, mit der sich Patienten bei der Ultraschalluntersuchung der Schilddrüse (die ja am Besten im Sitzen durchgeführt wird) sofort hinlegen. Ich sage: Setzen Sie sich vor mich hin, wir machen einen Ultraschall der Schilddrüse. Im nächsten Augenblick liegt die Patientin auf dem Rücken auf der Liege und erinnert dabei an einen Hund, der auf diese Weise seine weichen Flanken darbietet als Zeichen dafür, dass er sich einem Stärkeren ergibt. Es ist ein in Arztpraxen konditionierter Reflex, so wie man früher bei Arztbesuchen als Patient sofort zur Kabine gesteuert ist und sich zumindest bis auf die Unterwäsche ausgekleidet hat. Heute macht das fast keiner mehr, damals war das normal. Und so ist es auch mit unser Obsession mit der Ernährung. Dieser Reflex, Krankheit, Therapie und Speisen in einen Zusammenhang bringen zu wollen, ist über Jahrhunderte gewachsen und deshalb auch nicht leicht zu korrigieren. Krankheit=Ernährung, diese Formel steckt in den Köpfen der Menschen fest, selbst wenn die meisten Patientinnen mit Hashimoto-Thyreoiditis sich ohnehin vorbildlich ernähren. Basisch, organisch, und reich an Vitalstoffen. Was darf ich essen? fragen sie dann trotzdem. Oder: Ich esse doch schon so vernünftig, was darf ich überhaupt noch essen, um wieder gesund zu werden? Meine Antwort auf diese Frage ist neutral: Essen Sie, was Ihnen schmeckt, und das in ausreichenden Mengen.

Warum lege ich anscheinend keinen großen Wert darauf, was Menschen essen? Weil ich nie weiß, was dem Einzelnen wirklich gut tut. Was er braucht. Weil man doch eher selbst spürt, was einem gut tut, und pauschale Empfehlungen oft in die falsche Richtung gehen. Der Beruf des Ernährungsberaters ist hier sehr schwierig, fast unmöglich. Manches, was der Mensch an Nahrung braucht oder was seinen Stoffwechsel belastet, ist bekannt, vieles ist unbekannt. Wenn Sie lange in diesem Beruf tätig sind, werden Sie gemerkt haben, dass sich Dogmen von früher auch wieder auflösen und ihrem Gegenteil Platz machen können. Aus meiner Sicht ist das so: Je nachdem, wie Ihre Genetik aussieht, werden Sie manche Nahrungsmittel gut oder schlecht vertragen. Sie müssen sich das, was

für Sie gut ist, deshalb selbst zusammenstellen. Mit Ihrem eigenen Instinkt, unter Eigenbeobachtung.
Davon abgesehen ist ein großer Teil der Nahrungsmittelunverträglichkeiten seelisch bedingt, eine Stresskrankheit. Ein Großteil dieser Nahrungsunverträglichkeiten verschwindet nämlich dann auch wieder, wenn es dem Menschen gut geht und er seelisch gesund ist. Es handelt sich hier nicht um Nahrungsunverträglichkeiten auf einer körperlichen Ebene aufgrund eines Enzymmangels oder einer Immunstörung, sondern um eine auf körperlicher Ebene angesiedelte Metapher eines sich unwohl Fühlens in der Welt.
Wenn man eine bestimmte Speise nicht verträgt, liegt das außerdem eher daran, dass man einfach zu viel isst, oder zu viele Speisen zu sich nimmt, die von der Nahrungsmittelindustrie auf perfideste Weise manipuliert und ergänzt wurden oder mitunter nur mehr vorgetäuschte Nahrungsmittel sind, chemische Konstrukte, die so aussehen und auch in etwa so schmecken wie Nahrungsmittel, aber eigentlich nicht für den Konsum geeignet sind.

- Was soll ich essen? fragen die Menschen.
- Sie sollen natürliche, unverfälschte Speisen zu sich nehmen, nicht zu viel davon, und es muss Ihnen schmecken, denn unser Geruchs- und Geschmackssinn ist es, der uns zu den Vitalstoffen leitet, die wir brauchen. In dem Zusammenhang ist es eine gute Idee, frisches und reifes Obst, gekochtes Gemüse und reichlich Nüsse zu essen, und Getreide- und Fleischprodukte eher zu meiden, da sie ab der Lebensmitte unser Enzymsystem oft überfordern.

- Darf ich Fisch essen? Süßwasserfische oder Meeresfische?
- Nun, wenn sie sauber sind, essen Sie beide, aber nur wenig davon.
- Aber Meeresfische haben doch Jod und Jod ist doch schädlich?
- Nein, Jod ist nicht schädlich. Sie brauchen es sogar, damit die Schilddrüse ausreichend und selbständig Hormon bilden kann.
- Aber ich habe gelesen, Jod ist schädlich …?
- Nein, Jod ist nicht schädlich, außer beim Morbus Basedow oder bei einem autonomen Adenom, aber das steht auf einem anderen Blatt. Wenn Sie eine Hashimoto-Thyreoiditis haben, dürfen Sie Jod essen. Sollen das sogar.

Ich habe in den Jahren, in denen ich mich mit der Schilddrüse beschäftige, viel von der alten Medizin gelernt. Sie hat die Lehre von den Elementen entwickelt, die heute noch vor allem im Ayurveda und der chinesischen Medizin angewandt wird. Diese Lehre hilft die Schilddrüse zu verstehen. Man weiß nun, warum sie den Atmungsorganen benachbart ist, und warum sie in unmittelbarer Nähe der Stimme lokalisiert ist. Man versteht die Aufgabe von Schilddrüsenhormon, dieses Erwärmen und Befeuchten des Körpers, mit der Elementelehre weit besser, wo es hingegen der heutige Wissenschaftler schwer finden wird, ohne diese Lehre über den Körper hinausgehende Wirkungen überhaupt zu beschreiben. Was die Griechen über die Schilddrüse wussten, reicht im Grunde genommen dazu aus, um heute noch eine ganzheitliche Medizin zu betreiben. Da ist einerseits die Organotherapie, bei der man ein erkranktes Organ mit dem gesunden Organ eines

Opfertieres heilt. Im Fall der Schilddrüse heißt das, kleine Teile von Schilddrüsengewebe zuzuführen. Diese Behandlung findet heute mit dem Schilddrüsenextrakt von Schweinen statt, was nicht optimal ist, da Schweineschilddrüse einen sehr hohen Anteil aktivierten Hormons beinhaltet. Wohl aber ersetzt man bei gestörter Schilddrüsenfunktion nicht nur den wichtigsten Bestandteil der Schilddrüsenfunktion, sondern führt außerdem eine biologische Mischung aller bekannten und unbekannten Bestandteile zu, die eine gesunde Schilddrüse produziert und die ein Organismus braucht. Wohl dosiert kann so eine Behandlung bei Patienten Wunder wirken. Nicht nur nach einer operativen Entfernung der Schilddrüse, sondern auch bei einer gestörten Schilddrüsenfunktion, und besonders bei der durch Entzündung stark geschädigten Hashimoto-Schilddrüse.

Ein großer Beitrag der alten Griechen zur Medizin war die Psychosomatik, die Erkenntnis, dass sich Körper und Seele nicht trennen lassen, und eine Veränderung in einem Bereich automatisch im anderen gespiegelt wird. Wenn ich eine entzündete oder verknotete Schilddrüse sehe, blicke ich auf die Landkarte von alten und neuen seelischen Konflikten und einem Leiden, das hier nicht nur abgebildet, eingearbeitet und aufgezeichnet wurde, um die Seele zu entlasten, sondern auch, um dieses Leiden zu dokumentieren, und daran zu erinnern. Wer in dieser Landkarte zu lesen weiß, wird erkennen, was dieser Mensch mitgemacht hat, was ihn geprägt hat, aber auch, was diesem Menschen fehlt, und wie man ihm helfen kann. Über die Psychosomatik kann man Krankheiten erklären und Heilmittel suchen. Dabei wird man sich ohne Zweifel

vor Klischees bewahren müssen. Die Griechen wussten, dass Heilung meist als Katharsis stattfindet, als innere Befreiung, oft durch das Erkennen der Ursachen, des Krankmachenden, aber auch der eigenen Wesenhaftigkeit. Die Krankheit und ihren Sinn zu verstehen kann befreiend wirken. Oft ist es aber auch Hoffnung allein, die heilt. Diese Hoffnung kann ein Heiler ausstrahlen oder seine Methode, diese Hoffnung kann aber auch „übertragen" werden, wenn man ein Lebewesen oder das Produkt eines Lebewesens zu sich nimmt, das eine ähnliche Erfahrung gemacht hat wie man selbst und sich dabei gegen Widerwärtigkeiten des Lebens durchgesetzt hat. Diese letztere Vorstellung erklärt, warum Heilpflanzen oder tierische Produkte medizinisch wirken können, nämlich weil in ihnen Information abgespeichert ist. Auch hier kann es keine Pauschallösung geben, ein Mittel, das allen hilft. Sondern viele Arzneien für viele individuelle Menschen und Erkrankungssituationen.
Die wichtigste Erkenntnis der Griechen war, dass der Mensch durch Selbsterkenntnis und einen inneren Weg jede Krankheit loswerden kann. Über Heiltempeln wie jenem von Delphi stand neben dem „Erkenne dich selbst" eben noch das „Sei!" Dieser Zuruf ist vielleicht das wichtigste Mantra, das man sich zu Heilzwecken überhaupt vornehmen kann. Erkrankung ist gewissermaßen ein „Nichtsein", ein Rückzug, ein halbes Sterben, weil man im Alltag, in seinem Leben nicht die Kraft findet, dieses Leben ganz auszufüllen, und es sinnvoll zu gestalten. Stattdessen eine Rolle spielen zu müssen, die nicht die eigene ist. Nicht zu sein, sondern zu scheinen. Die Krankheit dient dann als Hilfeschrei, oder als Dokumentation des Unvermögens, sich unter diesen Bedingungen zu entfalten. In Bezug

auf die Schilddrüse sieht man hier dann in der Landkarte der Verknotungen und Auflösungen Konflikte der Seele, Blockaden, Anspannungen, Zurückhaltungen, vor allem aber auch Verletzungen, innere Wunden, und ihre Narben. Zum Teil sind diese selbst zugefügt, weil man glaubte, es müsse so sein oder könne nicht anders sein. Man müsse in bestimmten Situationen so oder so handeln oder eben nicht handeln und zulassen. Zum Teil aber sind es auch die Schädigungen, die wir in unserem Leben von außen erfahren. Die Einschränkungen, die Zurecht- und Zurückweisungen, die uns in eine Rolle zwingen und aus dem Sein heraus hebeln. Es ist die Landschaft der Seele, in die wir hier blicken, und in der Glaube, Liebe und Hoffnung regieren. Werden diese enttäuscht oder verkümmern, führt das zu Verknotungen, inneren Wunden und Narben. Im Fall der Hashimoto-Thyreoiditis zeigt sich die Krankheit als Generalangriff gegen die Schilddrüse, dieses Organ des Empfindens und des selbstbestimmten Lebens, und kommt es zu einer Zerstörung der Schilddrüse, dann lebt der Mensch nur mehr als Schatten des ursprünglichen Lebens weiter. Wir erkennen diesen Zustand, wenn wir auf die Schilddrüse blicken und in den Entzündungszeichen lesen.

Dieses alte Konzept von Krankheit (und ihrer Heilung, wozu wir später kommen werden), kann in Studien nur unzureichend überprüft oder nachgewiesen werden. Wohl aber sieht man seine Gültigkeit immer wieder in der Behandlungspraxis. Wie viele Patientinnen kommen in meine Praxis und erzählen mir, wie sie ihre Hashimoto-Thyreoiditis von selbst überwunden haben! Viele wissen das noch gar nicht, wenn sie davon erzählen und mir ihre Befunde zeigen, weil ihnen die Bestätigung fehlt, dass es so ist. Es gab eine Zeit, in der ihre Seele schrie, und in dieser Zeit kam die Krankheit. Danach gab es einen Leidensweg, der zu einer immer stärkeren Besinnung auf sich selbst und die eigenen Kräfte geführt hat, bis man dann letztendlich den Mut fasste, sein Leben zu ändern und für sich passend einzurichten. Seither stellen dann auch die Ärzte einen Rückgang der Hashimoto-Aktivität fest. Ohne freilich von Heilung zu sprechen, weil sie das für unmöglich halten. Doch viele beschreiben immerhin das messbare Bild der Veränderung. Indem der Ultraschallbefund immer besser wird und die durch die Entzündung kleiner gewordene Schilddrüse sich eher wieder vergrößert. Indem die Antikörper weggehen. Indem sich diese Menschen wieder so gesund und aktiv fühlen wie das vor der Erkrankung der Fall war.

Heilmittel für die Schilddrüse

Wir wollen nun zu den Hilfsmitteln kommen, die bei der Behandlung der Hashimoto-Thyreoiditis – und das vor allem bei der Eigentherapie – eingesetzt werden. Abgesehen vom Schilddrüsenextrakt können Sie diese Arzneien alle selbst rezeptfrei besorgen und nach Gutdünken anwenden. Sie sind auch preisgünstig und werden von vielen Erzeugern angeboten, sodass nicht zu befürchten ist, dass jemand übertriebene Preise dafür verlangt.
Ich will an dieser Stelle noch einmal betonen, dass das wichtigste Heilmittel die berechtigte Hoffnung ist, dass Ihre Schilddrüse wieder gesund werden kann und wird. Fassen Sie Selbstvertrauen. Damit können Sie dann auch entschiedener an die Problemlösungen gehen, die das Leben von uns fordert. Beispielsweise, wie man innerlich mit Verantwortung umgeht. Nach meiner Erfahrung entsteht überhaupt ein Großteil der Krankheiten aus einer Überforderung heraus. Erkennen Sie an dieser Stelle, dass die Überforderung ein Konzept ist, das nur in Ihnen, in Ihrem Geist und Ihrer Seele entsteht. Sie kann dort auch in Forderungen umgewandelt werden, denen man sich stellt, weil man es kann, oder die man ablehnen muss, weil sie einen sonst überfordern würden. So ist das auch mit Überforderungen, die aus gesicherten und zugleich einengenden Lebenssituationen heraus entstehen. Es gibt keine gültige Vorschrift dafür, wie Sie Ihr Leben zu führen haben, außer jene, die Sie tief in sich selbst entwickeln und erfüllen. Gehen Sie Ihren Weg, entfalten Sie sich. Die Schilddrüse wird Ihnen dabei helfen.

Die Schilddrüsenmassage

Ich halte es für wichtig, dass jeder Schilddrüsenkranke auch physisch Kontakt mit dem Organ aufnimmt, es begrüßt, ihm die Ehre der Berührung verleiht und es damit adelt. Schließlich war es ja die Schilddrüse, die seelische Konflikte in der Vergangenheit aufgenommen und abgebildet hat und mit einem mitleidet. Sie ist, wenn man es so ausdrücken will, eine gute Freundin, der wir als Erstes zurückgeben wollen, was wir an Hoffnung und gutem Willen haben, und das im Versuch, gemeinsam wieder stark zu werden. Dafür eignet sich die Massage sehr gut, ein altes Heilverfahren, das schon vor Jahrtausenden angewandt wurde und auch heute noch einen wichtigen Platz im Repertoire der Medizin einnimmt. Die Wissenschaft spricht von einer Förderung der Durchblutung und des Lymphflusses durch die Massage, was als Unterstützung für eine raschere Überwindung einer Entzündung gilt. Die Wirkung der Massage greift aber tiefer und reicht bis in die Seele hinein. Das weiß jedes Kind, das sich verletzt hat und merkt, wie schnell der Schmerz weggeht, wenn die Mutter die Stelle sanft berührt und darüber streicht. Es war im 19. Jahrhundert, dem Zeitalter der Elektrifizierung, üblich, diese Wirkung mit elektrischen Phänomenen und Polaritäten erklären zu wollen. Energieflüsse, wie sie ein Reiki-Therapeut aktiviert, sind ähnliche Beschreibungen, die man in Fernasien dafür gefunden hat. Heute ist es im Westen die Quantenmedizin, die durch streichende Bewegung der Aura eines Menschen heilende Wirkung auf die Matrix, die Erinnerungsstruktur in unserem Inneren, erreichen möchte. Wirklich nahe kommen wir

dem Sinn und der Wirkung von Berührungen dadurch aber nicht. Berührungen können Heilung hervorrufen, und selbst Jesus Christus war sich nicht zu schade, damit Krankheiten austreiben zu wollen. Im Gefolge dieser langen Tradition halte ich es aber für wichtig, nicht, wie das üblich ist, auf einen Erleuchteten zu warten, der einen von einer Krankheit befreit, sondern zu verstehen, dass auch das Berühren des eigenen Körpers völlig in Ordnung, segensreich, heilend und heilbringend sein kann. Wer sich selbst berührt, gewinnt Macht über sich selbst, wird autonom, wird unverletzlich und kann das Glück in sich selbst finden. Aus diesem Grunde gibt es keine alten Schriften über die segensreiche Wirkung der Selbstmassage, denn diese wurden ja in der Regel mit dem Hintergedanken verfasst, Herrschaft über die Menschen auszuüben. Wer sich aber selbst berührt und seine Seele in die Berührung legt, kann große Heilwirkungen entfalten. Gerade in Bezug auf die Schilddrüse wäre es schade, sich nicht selbst zu massieren, denn sie liegt vorne frei am Hals, kann leicht berührt werden, ist für äußere Einflüsse offen. Das gilt für das Gute wie auch für das Schlechte. Wir spüren schädliche Einwirkungen auf dieses sich so freimütig darbietende innere Organ ja sehr schnell, wenn es uns „die Kehle zuschnürt“ oder wir „so einen Hals kriegen“, und sind dankbar, wenn in diesem Bereich einmal etwas Angenehmes spürbar wird. Eine sanfte Berührung. Ein Streicheln.
Viele Menschen mit Hashimoto-Thyreoiditis können nichts Enges mehr am Hals ertragen. Dort, wo die Luft über den Mund bis in die Lunge geht, diese Stelle des Durchflusses des Elementes Luft, kann ein schneller Würgegriff oder eine Schlinge das Leben in uns sehr schnell abschnüren. Dorthin projizieren wir auch unsere

Ängste, und wenn sich die Schilddrüse entzündet, dann oft auch, weil wir am Hals exponiert sind, verletzlich, am ehesten angreifbar und diese Verletzlichkeit mit einer Schilddrüsenentzündung dokumentieren, offenlegen. So ist es dann bei Heilanstrengungen auch psychologisch wichtig, dass wir durch eine Selbstmassage der Schilddrüse wieder Vertrauen fassen, das kranke Organ streicheln, es aufmuntern und ihm positive Empfindungen vermitteln.

Interessanterweise fragen sehr viele: Wer kann mich massieren? Ich kann das nicht.
- Doch, Sie können das, und wie. Tasten Sie sich vor.
- Soll ich im Uhrzeigersinn massieren oder dagegen?
- Um Himmels Willen, machen Sie es so, dass es sich gut anfühlt.
- Und wie stark soll ich massieren?
- Dito. Wenn die Schilddrüse danach weh tut, haben Sie zu fest massiert.
- Wie lang soll ich massieren?
- So lange, wie es sich gut anfühlt. Dann machen Sie Schluss. Vielleicht einige Minuten, vielleicht auch länger.
- Ich kann das nicht – vielleicht kennen Sie jemanden, der das für mich macht?
- Nein, den gibt es nicht. Fassen Sie Mut – massieren Sie selbst. Es wird Ihnen unendlich gut tun.

Ich habe zu diesem Thema Genaueres in meinem Buch „Die Schilddrüsenmassage“ geschrieben. Das Wichtigste dazu möchte ich Ihnen aber auf den folgenden Seiten mitteilen.

Erstens: Wo wird massiert? Die Schilddrüse befindet sich knapp über dem Brustbein, etwa zwei Querfinger über dem Grübchen, das die vorn zusammenlaufenden Halsmuskeln bilden, seitlich neben der Luftröhre und unter dem Kehlkopf.

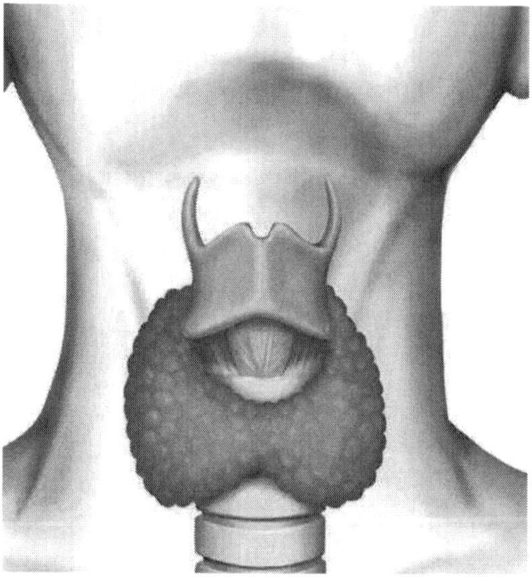

Direkte Massage

Sie massieren den linken Lappen der Schilddrüse mit zwei Fingern der rechten Hand und den rechten Schilddrüsenlappen mit zwei Fingern der linken Hand. Sie benetzen die Fingerspitzen vor der Massage mit dem entsprechenden Öl (siehe das Folgekapitel), und befeuchten die Fingerspitzen auch zwischendurch wieder mit diesem Öl, um möglichst große Mengen davon in die Haut einzumassieren und dadurch bis an die Schilddrüsenkapsel heranzubringen. Sie berühren die Schilddrüse sanft, versuchen Sie zu ertasten und üben einen leichten Druck auf sie aus. Sie wollen die Durchblutung dadurch erhöhen und auch einen Anreiz für den Abfluss gestauter Lymphe bieten. Diese Massage wird auf jeder Seite etwa 5 Minuten lang durchgeführt.

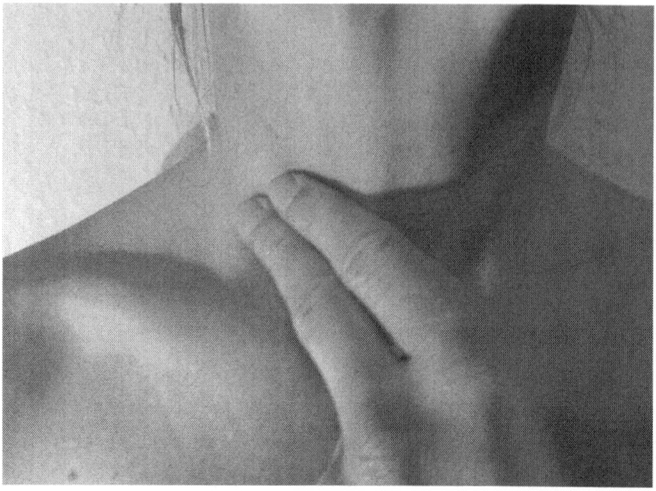

Der untere Rand der Schilddrüse liegt seitlich etwa 1 cm über dem Schlüsselbein, 2 cm von der Mittellinie entfernt .

Ist die Schilddrüse stark entzündet, wird die direkte Massage sehr vorsichtig erfolgen müssen. Umso wichtiger ist es in dieser Situation, durch Muskelübungen und Massagen in der Umgebung der Schilddrüse eine heilende Wirkung auf das erkrankte Organ zu erreichen. Denn dort dürfen Sie stärkere Bewegungen vollführen und dürfen auch fester massieren.

Indirekte Massage

Diese findet hauptsächlich durch Bewegungsübungen der die Schilddrüse umgebenden Muskulatur statt. Zwei Muskelgruppen sind hier wichtig. Mit den **Ausdrucksmuskeln** bewegen Sie die Schilddrüse selbst und ihre Umgebung und fördern damit die Durchblutung vor Ort wie auch den Lymphabfluss im Halsbereich. Die Schilddrüse ist eingebettet in diese Muskulatur, die wir zum Sprechen, zum Singen, zum Kauen und zum Schlucken verwenden. Die Schilddrüse befindet sich nicht zufällig dort in diesem Bereich des Laut Werdens, der Ich-Manifestation, dort, wo man seinen Willen oder Unwillen ausdrückt. Sie gehört dort auch hin, in die Mitte dieses Bereichs, der in der asiatischen Heilkunst als Hals-Chakra bezeichnet wird, ein Energiewirbel, der durch Selbstausdruck, durch in Worte und in Laute fassen stimuliert wird und der sich auch verschließt und blockiert, wenn man verstummt und verschweigt. Diese Situation des Verstummens ist ja sehr häufig das Krankmachende bei Schilddrüsenleiden. Umso wichtiger ist es, neue Beweglichkeit in der starr und oft steif gewordenen Muskulatur zu gewinnen. Es geht hier um das Grimassieren schlechthin. Die Grimasse ist der Ausdruck des Gesichts, der vor allem um den Mund herum gebildet wird auf der Vorderseite des Halses herunter verläuft. Also der Mund, aber auch der Kehlkopf und (wenn auch im gesunden Zustand unsichtbar: die Schilddrüse) sind an dieser Ausdruckshaltung beteiligt. Berufssänger wissen, dass sie diese Muskulatur zuerst lockern und warm machen müssen, damit die Stimme dann auch gut klingt. Diese entspannende Wirkung auf den Kehlkopf und seine Umgebung ist das eine. Zugleich profitiert aber auch die Schilddrüse von diesen Übungen, wird wieder besser durchblutet durch Entkrampfung und kann dadurch weit besser durch fein abgestimmte Hormonproduktion die Emotionalität in die Stimme legen.

Die erste Übung geht so: Strecken Sie die Zunge heraus, bewegen Sie sie in alle Richtungen und machen Sie dabei Laute. Kneifen Sie die Muskulatur des Gesichtes dann bei geschlossenem Mund wieder zusammen, lassen Sie sie locker. Öffnen Sie wieder den Mund, strecken Sie die Zunge wieder heraus, bewegen Sie, machen Laute. Wiederholen Sie diese Übung zehn Mal. Vermeiden Sie Verkrampfungen durch übertriebene Bewegungen, versuchen Sie locker zu bleiben und Spaß bei dieser Übung zu haben.

Die zweite Übung betrifft das Platysma, den oberflächlichen Muskel, der über die Vorderseite des Halses bis hin zum Schlüsselbein zieht. Schlucken Sie als Vorbereitung erst einmal und halten Sie in der Schluckbewegung inne, um zu spüren, wo dieser Muskel sitzt. Er liegt flach unter der Haut der gesamten Halsvorderseite.

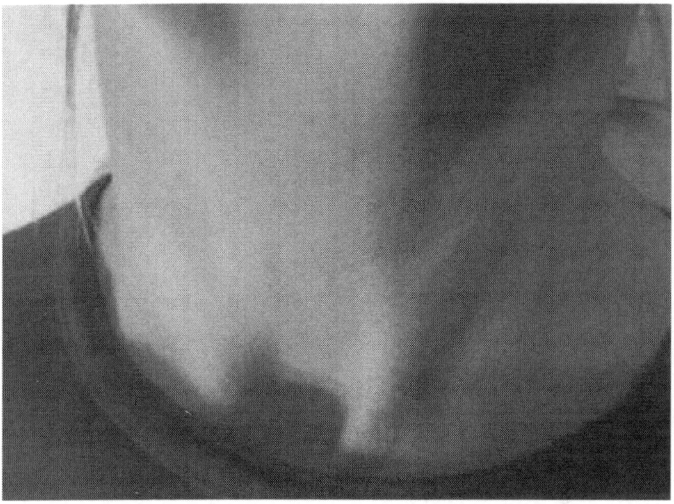

Hier ist bei einer schlanken Person die Halsmuskulatur entspannt.

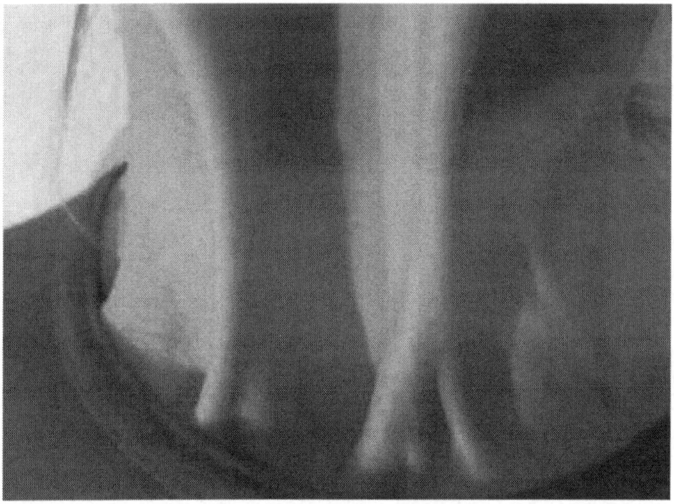

Hier führt die Anspannung des Platysmas zum Zusammenschnüren des Halses, wodurch oberflächlich Stränge der vorderen Haltemuskulatur sichtbar werden. Bei großem Erschrecken oder bei Ärger grimassiert man also bis zur Schilddrüse hinab.

Spannen Sie das Platysma bei der Übung fünf Sekunden lang an, lassen Sie wieder locker. Wiederholen Sie diese Übung zehn Mal. Das Platysma und die darunter liegende Muskulatur der vorderen Halsseite, die Sie dabei vielleicht mitbewegen werden, verkrampfen sich im Alltag häufig, wenn es um Auseinandersetzungen mit anderen Personen, um die Kommunikation mit Ihrer sozialen Umgebung, handelt. „So einen Hals kriegen" heißt dazu die Redensart. Man kriegt diesen Hals weniger, wenn man seinem Unwillen Luft macht und schreit, sondern eher, wenn die unterdrückte Wut sich im Halsbereich staut und blockiert. Das Platysma bewusst anspannen und entspannen zu können hat hier die Funktion, unwillkürliche Verkrampfungen zu mildern und mit der Zeit ganz aufzulösen. Das hat eine wichtige entspannende Wirkung auch auf die Schilddrüse, die bei Belastungssituationen nicht mehr als Schutzschild diese Einwirkungen abfangen muss, sondern besser geschützt ist unter der stabil gewordenen und anpassungsbereiten Muskulatur.

Durch diese Übungen wird die Schilddrüse indirekt massiert. Aber auch konventionelle massierende Berührungen in der Umgebung der Schilddrüse sind hier hilfreich. Streichen Sie nach den Muskelübungen mit den mit Öl benetzten Fingerspitzen seitlich am Hals über den großen Gefäßen sanft von ganz oben, beginnend unter dem Ohr, bis nach ganz unten hin zum

Grübchen über dem Brustbein. Sie fördern damit noch einmal zusätzlich und direkt den Abfluss der Lymphe aus dem Halsbereich. Diese sanfte Massage der Halsseite hat große Bedeutung bei allen Schilddrüsenerkrankungen, bei denen auch die Halslymphknoten geschwollen sind, vor allem bei der Thyreoiditis de Quervain, ist aber bei allen entzündlichen Schilddrüsenerkrankungen sinnvoll.

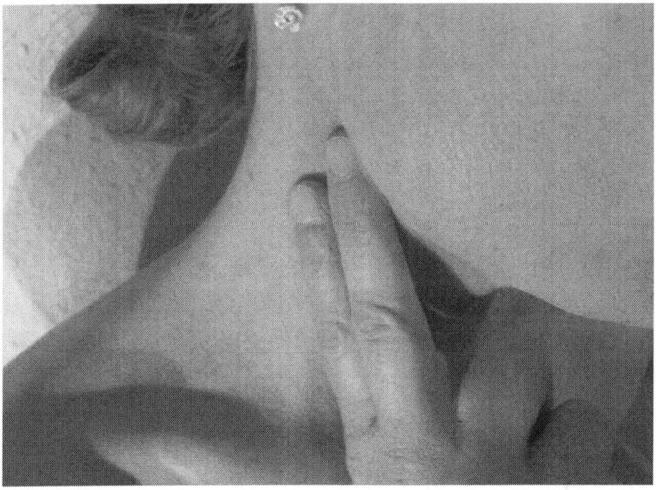

Die Lymphgefäße des Halses streicht man sanft von oben bis unten entlang der großen Gefäße aus.

Die **Haltemuskulatur** des Halses ist weniger am Ausdruck beteiligt, sondern hat vorwiegend die Aufgabe, den Kopf zu tragen. Auch das sollten Sie nicht mechanisch sehen, sondern als psychosomatisches Phänomen, dass wir mit einem guten Muskeltonus im Nacken aufrecht stehen, anderen das Gesicht zuwenden, Haltung bewahren. Wir wollen kein Wendehals sein, aber auch nicht starrköpfig werden. Es ist sinnvoll, immer wieder durch eine Massage daran zu arbeiten, Verkrampfungen der Nackenmuskulatur aufzulösen und Stabilität durch einen guten Muskeltonus aufzubauen, der uns in die Lage versetzt, bei Belastungssituationen stärker und selbstbewusster agieren zu können, ohne dabei zu verkrampfen. Geradliniger zu werden und konsequenter und trotzdem nicht stur, sondern anpassungsfähig, wendig und weich, wo es notwendig und sinnvoll ist. Wenn uns das gelingt, dann wird die Schilddrüse zu allen Zeiten gut durchblutet bleiben und damit gar nicht erst erkranken. Oder zumindest wieder genesen können.

Die Haltemuskulatur setzt sich aus vielen Muskeln zusammen, die zum Großteil im Nacken sitzen. Sind diese verkrampft, blockieren sie den Blutfluss in den Adern des Halses und drosseln auch die Blutversorgung von Nerven, die zur Schilddrüse hin ziehen. Wahrscheinlich ist die daraus entstehende Nervenstörung im Gewebe einer der Hauptfaktoren, die Veränderungen in der Schilddrüse hervorrufen. Die Blockade im Bereich des Nervensegmentes führt zu Blockadeerscheinungen im Drüsengewebe, die sich häufig als Knoten manifestieren, aber auch entzündlich werden können, wenn die Drosselung der Blutzufuhr zu lang anhaltend oder intensiv ist.

Es gibt viele Arten, um Verspannungen im Nacken zu lindern oder aufzuheben. Von der Osteopathie, die mit ganz sanften Impulsen arbeitet, bis hin zum beherzten Ruck des hoffentlich auch mit Einfühlsamkeit begabten Chirotherapeuten, kann man vieles tun, ob den Muskeltonus im Nacken zu senken. Dazu gehört auch die Massage. Manche Menschen brauchen hier sehr kräftige Impulse, um entspannen zu können, andere sind extrem empfindsam und können nur ganz sanft streichende Behandlungen ertragen, wie man das beispielsweise von der Breuß-Massage kennt. Wenn Sie selbst in Eigenregie Ihren Nacken massieren wollen, dann tun Sie das am Besten im Sitzen, benetzen die Handfläche mit Öl und streichen dann auf der gleichen Seite des Körpers mit der Handfläche quer über den leicht gebeugten Nacken. Behandeln Sie eine Seite über eine Minuten hinweg und gehen Sie dann zur anderen Seite über, um gar nicht erst einseitige Verspannungen des Nackens hervorzurufen.

Wenn Sie dann wieder auf die Gegenseite zurückkehren, versuchen Sie die streichende Bewegung nun nach vorne hin zu verlängern und gleiten dabei auch über die Schilddrüse. Sie massieren in einer ganzen Bewegung von hinten im Nacken bis nach vorne zur Halsmitte und schaukelnd wieder zurück. Damit verbinden Sie – psychosomatisch gesprochen – die ausdrucksstarke Vorderseite des Halses mit der stützenden Rückseite des Nackens und führen dabei halb bewusst eine Meditation über das Innen und das Außen schlechthin, über die Rolle, die Sie im Leben spielen und das Selbst, das hinter dieser Rolle lebt und oft damit in Konflikt gerät.

Hilfreich ist es, während der Massage zu singen. Die Vibration, die dabei entsteht, unterstützt die Wirkung der Massage, die leicht unter dem Kehlkopf durchgeführt wird. Davon zu jedem Krankheitsbild mehr.

Wie lange wird massiert? Jeden Tag so lange, wie das die Schilddrüse akzeptiert und wie Sie Zeit haben. Und das wenigstens über vier Wochen, bevor Sie Bilanz ziehen und Ihre Arbeit einer Erfolgskontrolle unterwerfen. Worin diese besteht, wollen wir nun auch bei den einzelnen Krankheitsbildern hören.

Einen ersten Einstieg in die Naturheilkunde finden Sie durch die Wahl des Öls. Sie sind darin frei. Sinnvoll ist es, ein Öl zu verwenden. Bloß mit der Hand zu massieren ist trocken und reibt an der Haut. Das falsche Öl reizt vielleicht die Haut und ist unangenehm, da muss man auch kritisch sein. Riechen soll es auch so, dass Sie sich schon darauf freuen, damit zu massieren. Der Duft ist so wichtig wie die Wirkung des Öls. Am wichtigsten aber wäre: Das Öl sollte medizinische Wirkungen entfachen, und das macht es auch, wenn Sie es nach der Elementelehre aussuchen. Da gibt es wärmende oder kühlende Öle, und wenn wir es mit einer Entzündung zu tun haben, wäre es gut, ein kühlendes Öl einzusetzen. Davon erwähne ich folgende:

Kokosöl

Kokosfett oder Kokosöl riecht angenehm und kühlt und befeuchtet, weshalb die Haut des Halses davon geschmeidig wird. Es eignet sich besonders für feurige Typen, also tatkräftige Menschen in der Mitte des Lebens, die zu innerer Überhitzung wie Bluthochdruck oder Entzündungen neigen. Man erhält es im Reformhaus, gibt es auf zwei Finger einer Hand und massiert damit den Schilddrüsenlappen, der am Hals gegenüber liegt. Probieren Sie aus, ob es sich für Sie eignet.

Sanddorn-Fruchtfleischöl

Der Sanddorn speichert in seinen Früchten Sonnenenergie ab. Chemisch gesprochen heißt das, dass sein Extrakt entzündungshemmend ist und dabei überaus Vitamin-C-reich. Das Öl ist aber nicht sehr beständig und riecht auch nicht besonders gut. Einige Menschen berichten auch nach der Anwendung über eine Reizung der Haut des Halses bis hin zu Ekzemen. Da ist die beste medizinische Wirkung nicht viel wert, wenn die Wirkung so überschießend ist. Deshalb setzt die Firma Weleda ihrem sehr angenehm duftenden Öl nur sehr geringe Mengen Sanddornöl hinzu, wodurch diese Reaktionen im Regelfall ausbleiben. Aber eine Heilwirkung ist dabei trotzdem noch zu verzeichnen. Entscheiden Sie, welches Sanddornöl für Sie das Beste ist.

Alternativ stehen noch

Aprikosenkernöl

und

Mandelöl

aus süßen Mandeln zur Verfügung. Das nach Marzipan riechende Bittermandelöl ist blausäurehaltig und nicht für die Massage geeignet. Diese Öle sind nach der Elementelehre leicht wärmend und empfehlen sich besonders gut bei einer Hashimoto-Thyreoiditis, die bereits in eine Unterfunktion geführt hat.

Wo ist denn eigentlich genau die Schilddrüse? Die meisten Menschen massieren fälschlicherweise ihren Kehlkopf, weil der so deutlich zu spüren ist. Er ist in der Mitte des Halses, und die Schilddrüse liegt neben dieser Mittellinie. Sie befindet sich etwa ein bis zwei Fingerbreit über dem Grübchen, das direkt über dem Brustbein in der Mitte des Halses sichtbar ist. Die Schilddrüsenlappen befinden sich beiderseits hinter dem Muskel, der am Hals zu dem Grübchen hinabzieht. In der Fachsprache: Hinter dem unteren Ende des Musculus sternocleidohyoideus, nämlich dort, wo dieser sich zu zwei Köpfchen verbreitert, die am Brustbein ansetzen.

Der Schilddrüsenwickel

Im Altertum, aber auch im Mittelalter waren Wickel ungemein populär. Man lese Hildegard von Bingen und gewinnt dabei das Bild von Kranken, die von Kopf bis Fuß mit Wickeln bedacht sind. Wickel wurden mit pflanzlichen und mit tierischen Produkten gemacht. Manchmal ist die Indikation von damals für einen Wickel schnell verständlich, wenn man beispielsweise Gänsefett, Entenfett oder Schweinefett auf der Brust bei Menschen aufträgt, die eine Erkältung, vielleicht sogar eine Lungenentzündung haben, und diese Fettschicht dann mit Stoff einwickelt, wodurch Wärme entsteht. Es scheint dabei die Kälte und den Schleim aus der Brust zu ziehen.

Gedanklich kam es zu dieser Therapie unter folgender Vorstellung: Es muss einen Grund haben, warum diese Tiere oft trotz starker Kälteeinwirkung keine Erkältungskrankheiten bekommen, und das Fett ist wahrscheinlich der Schlüssel dazu. So wird Fett, das nach der Elementelehre warm und feucht ist (darunter besonders das Cholesterin, welches der Grundbaustoff der Geschlechtshormone und der Kortikoide ist) zum Heilmittel bei Erkrankungen, die durch Kälte hervorgerufen werden.

Ein Fettwickel um die Schilddrüse würde deshalb wahrscheinlich eher schaden als nutzen. Denn diese ist schon überhitzt. Wie sieht es aber beispielsweise mit Quark aus, dem häufigsten Heilmittel, das heute noch für Wickel verwendet wird?

Quark

Es handelt sich dabei um vergorene, sauer gewordene Milch. Sie schmeckt sauer und ist nach der Elementelehre als kühlende und befeuchtende Arznei zu sehen. Quarkwickel werden heute häufig bei Entzündungen mit Schwellungen gemacht, vor allem bei akut geschwollenen Gelenken. Da stellt sich die Frage: Warum legt man sie nicht auch auf die Schilddrüse? Sie liegt genauso frei wie ein Gelenk, und am Hals kann man gut Wickel anlegen. Wer gesehen hat, wie rasch sich entzündetes Gewebe durch diese Wickel über Nacht beruhigen kann, wird großes Vertrauen in die Heilwirkung eines Quarkwickels bei Hashimoto-Thyreoiditis haben. Und tatsächlich kenne ich mittlerweile hunderte von Patientinnen, die vor allem durch dieses Heilmittel, und das insbesondere bei akuter Entzündung der Schilddrüse, eine rasche Linderung erfahren haben. Es gibt ja nicht viel, was man bei Panikstörungen durch Schilddrüsenentzündung tun kann, höchstens mit Wolfstrappkraut gegensteuern (siehe später). Hier ist ein Quarkwickel in der Spitze der Krise segensreich, da dadurch rasch die Beschwerden zurückgehen. Alternativ kann man natürlich auch einen Kühlpack auf den Hals legen, was gerade dann, wenn Herzklopfen, Panik, hoher Blutdruck und allgemeines Hitzegefühl herrschen, hilfreich sein kann. Insbesondere, wenn man den Kühlpack als Eiskrawatte anlegt, ein mit Eiswürfeln gefülltes Tuch, das um den Hals geschlungen wird. Aber viele Menschen besonders bei chronisch entzündeter Schilddrüse empfinden zu viel Kälte am

Hals und direkt auf der Schilddrüse auch als unangenehm.

Auch bei Quarkwickeln verziehen manche Menschen das Gesicht. Es ist Ihnen unangenehm, mit Speisen am Körper herum zu matschen.
- Wie lange soll ich das drauf lassen?
- Bis es trocken geworden ist. Vielleicht fünfzehn Minuten.
- Also nicht die ganze Nacht?
- Nein, müssen Sie nicht machen, können Sie aber, indem Sie einen Klecks Speisequark direkt aus dem Kühlschrank direkt auf die Schilddrüse legen, Haushaltsfolie darum herum wickeln und das über Nacht belassen.
- Soll ich Magerquark nehmen?
- Nein, warum denn? Nehmen Sie am Besten Quark, der direkt beim Erzeuger aus Kuhmilch gewonnen wurde.
- Und was ist, wenn die Kühe mit jodhaltigem Futter ernährt wurden? Jod ist doch schlecht für die Schilddrüse?
- Nein Jod ist gut für die Schilddrüse, auch bei Hashimoto-Thyreoiditis, damit sie selbst ausreichend Mengen an Schilddrüsenhormon bilden kann.

Weißkohlblätter

Eine sehr interessante Arznei ist der Weißkohl, denn er beinhaltet – wenn auch in geringen Mengen - einen natürlichen Schilddrüsenblocker, vergleichbar Thiamazol oder Carbimazol, Arzneien, die für die Behandlung von Schilddrüsenüberfunktionen eingesetzt werden. Wenn Sie saubere Weißkohlblätter frisch kaufen, mit dem Messer die Rispen herausschneiden, den Rest mit dem Nudelholz matschig rollen und in mehreren Schichten auf die Schilddrüse auflegen, mit Haushaltsfolie umwickeln und über Nacht einwirken lassen, haben Sie einerseits einen Wickel gemacht, der nachweislich entzündungshemmend ist und andererseits besonders bei der akuten Hashimoto-Thyreoiditis dazu geeignet ist, eine überschießende Bildung von Schilddrüsenhormon zu bremsen. So kann ein Weißkohlwickel Angst und Panik, Hitzegefühl, Herzklopfen, Schweißausbrüche und Haarausfall lindern, zur Rückbildung bringen oder sogar ganz verhindern.

Wolfstrappkrauttee

Hier haben wir eine weitere Alternative zum Quark. Geben Sie abends einen Esslöffel Tee in 100 ml kaltes Wasser, lassen Sie eine Stunde ziehen, gießen Sie das Wasser ab, lassen Sie den Tee abtropfen und legen Sie ihn dann auf ein Tuch, das Sie sich dann um den Hals binden und über Nacht belassen. Der Tee beinhaltet einen natürlichen Schilddrüsenblocker und sollte in der

Akutphase einer Hashimoto-Thyreoiditis seine Anwendung finden. Die Pflanze selbst ist nach der Elementelehre kühlend und trocknend, was sich positiv auf die Entzündung der Schilddrüse auswirken wird. Bei der chronischen Form der Hashimoto-Thyreoiditis, wo schon eine Unterfunktion besteht, darf er nicht mehr eingesetzt werden.

Natürliche Schilddrüsenblocker

Die pflanzlichen Vorstufen von bekannten Schilddrüsenblockern wie Carbimazol oder Thiamazol oder Propycil haben den Vorteil, in physiologischer Form in einem Lebewesen vorzuliegen und ihm dabei nützlich zu sein. Auch wir sind Lebewesen, und wenn wir mit biologischen Varianten von Schilddrüsenblockern konfrontiert werden, kommen wir damit auch besser zurecht. Ich halte es für einen großen medizinischen Durchbruch, wenn es bei einer bösartigen Krankheit wie dem Morbus Basedow, der sich durch starke Schilddrüsenüberfunktion auszeichnet, gelingt, von den synthetischen Schilddrüsenblockern, die die Neubildung von Schilddrüsenhormon chemisch bremsen, auf biologische Schilddrüsenblocker umzustellen, die diese Arbeit ja weit sanfter und schonender leisten. Bei der Hashimoto-Thyreoiditis setzen manche Kassenärzte gerne die synthetischen Blocker ein, um in der Frühphase die Überfunktionsbeschwerden zu beseitigen. Das scheint mir übertrieben und nicht heilsam, denn es handelt sich nicht um eine wirkliche Schilddrüsenüberfunktion, die hier blockiert werden muss, sondern um eine Zerstörung von Schilddrüsengewebe, bei dem Hormon unkontrolliert in die Blutbahn gelangt. Hier ist es sinnvoller, symptomabhängig mit einem biologischen Blocker sanft und vorübergehend zu bremsen. Dazu nutzt man vor allem

Wolfstrappkraut

Entweder als Tee, oder als Tablette oder Tinktur, die von der Firma Loges unter dem Namen thyreologes comp. (die Tinktur) und thyreologes (die Tabletten) vertrieben werden und rezeptfrei erhältlich sind. Die individuelle Dosierung müssen Sie dabei selbst finden. Ich halte es für sinnvoll, entweder drei Tabletten oder 30 Tropfen oder eine Tasse Tee mit 1 Esslöffel Wolfstrappkraut, das 15 Minuten lang in heißem Wasser gezogen hat, einmalig einzunehmen und in den nächsten Stunden in sich hinein zu spüren, welche konkrete Wirkung das auf Ängste oder Nervosität hat. Gehen diese stark zurück, setzt man den Tee erst wieder ein, wenn eine Verschlechterung auftritt. So findet man seine individuell beste Dosis. Dementsprechend wird man dann diese Arznei für sich individuell höher oder niedriger dosieren und über einen begrenzten Zeitraum hinweg einnehmen.

Welche anderen biologischen Schilddrüsenblocker gibt es?

Zwiebeln, Knoblauch, Bärlauch

enthalten natürliche Inhaltsstoffe, die chemisch ähnlich stark wirken wie Propyl-Thiouracil, einer der bekannten synthetischen Schilddrüsenblocker, aber freilich in geringerer Dosierung. Die chemische Bezeichnung lautet: N-Propyldisulfid. Diese Pflanzen haben den Nachteil, dass sie zwar die Schilddrüse beruhigen, ansonsten aber eher die innere Hitze befeuern. Es ist das eine Wirkung, die sich mitunter aber auch positiv auswirken kann. Es gibt zwei Arten, wie Arzneien nach der Elementelehre zur Heilung führen können: Entweder, indem sie nach dem Gegensatzprinzip Feuer mit Wasser löschen, oder Feuer mit Feuer nach dem Ähnlichkeitsprinzip austreiben. Welches dieser beiden Mechanismen bei Ihnen segensreich wirkt, kann man nur ausprobieren und genau beobachten.

Ähnlich steht es mit den schwefelhaltigen Kohlgerichten. Auch sie beinhalten natürliche Schilddrüsenblocker.

Weißkohl, Rosenkohl, Broccoli

Nach der Elementelehre sind Kohlgerichte kühlend und trocknend, was recht günstig für jemanden ist, der eine Entzündung in sich trägt. Durch die trocknende Wirkung kommt es, so wie man es ja nach Genuss dieser Speisen kennt, leicht zu Blähungen, ein Mechanismus, bei dem Feuchtigkeit ausgetrieben wird. All diese Gerichte bremsen auf biologische Weise die Schilddrüse und können dann vermehrt gegessen werden, wenn gerade eine Hashimoto-Krise mit starker Entzündung vorliegt.

Rohe Sojabohnen

können bis zu 30 Prozent der Schilddrüsenhormone aus dem Blut in den Darm ziehen und damit aus dem Kreislauf entfernen. Soja enthält Phytoöstrogene, was auch für die Schilddrüse hilfreich sein kann, insofern, als sie das Element Wasser im Körper stärken und dadurch besonders eine Frau leichter seelisch in ihre Mitte führen können. Nehmen Sie also viel Soja zu sich, wenn Sie in der Schilddrüsenüberfunktion sind. (Und vermeiden Sie Soja, wenn Sie bereits mit einer Unterfunktion zu kämpfen haben).

Eine ähnliche Wirkung haben

Erdnüsse

Sie enthalten Phenole, die Tyrosin binden, weshalb der Schilddrüse die Aminosäure entzogen wird, die sie braucht, um Schilddrüsenhormone aus Jod zu bilden. Diese blockierende Wirkung läuft nicht auf der Ebene der synthetischen Schilddrüsenblocker, weshalb man von einer ergänzenden Wirkung sprechen kann. Besonders bei Menschen, die Carbimazol und Thiamazol schlecht vertragen, ist es hilfreich, durch eine an Erdnüssen reiche Kost bremsende Wirkung auf die Schilddrüsensynthese auszuüben.

Natürliche Schilddrüsenblocker sind auch in der

Pearl-Hirse

vorhanden. Einer der Wirkstoffe in verschiedenen Hirsearten ist Thiocyanat, das auch in Aprikosen, Pfirsichkernen, in Äpfeln und im Leinsamen vorkommt.

Weiterhin wird ein besonders effektiver Schilddrüsenblocker in der

Wilden Tamarinde,

der Weißkopfmimose, gefunden. Er heißt 3,4-Dihydropyridin und wirkt etwa so stark wie Propyl-Thiouracil. Bei uns ist diese Hülsenfrucht nur wenig bekannt, eine asiatische Variante hat aber zunehmend Einzug in die Asialäden und Bioläden gefunden. Reizvolle Möglichkeiten für Menschen mit Schilddrüsenüberfunktion wie bei einem autonomen Adenom oder beim Morbus Basedow, regelmäßig Tamarinde zu sich zu nehmen, sind Tamarindenextrakt (bekannt als „Asem“), eine Tamarinden-Limonade (beispielsweise im Handel erhältlich unter dem Namen „Colombiana“) oder Tamarindenkonfekt.

Nehmen Sie diese genannten Nahrungsmittel in der akuten Entzündungsphase einer Hashimoto-Thyreoiditis reichlich zu sich, wenn Sie Überfunktionsbeschwerden, vor allem hektische Nervosität und Angst, haben. In der Unterfunktion oder

der Ruhephase der Erkrankung sollten Sie auf natürliche Schilddrüsenblocker verzichten.

Natürliches Schilddrüsenextrakt

Im Altertum hat man Schilddrüsenkranken kleine Stücke gesunder Schilddrüsen von Tieren gegeben und die Heilwirkung war mitunter fulminant. Diese Tradition ist heute fast vergessen worden und erst im 19. Jahrhundert erkannte die moderne Medizin überhaupt, dass die Schilddrüse etwas mit Jod zu tun hat. Erst im Jahr 1970 wurde L-Thyroxin als Einzelpräparat synthetisiert und gewann fortan als Schilddrüsenhormontablette Bedeutung. Zuvor hatte man es noch für notwendig gehalten, Kombinationen des aktiven Schildrüsenhormons T3 und seiner Vorstufe, dem T4, anzubieten und am Patienten einzusetzen. Auch diese differenziertere Form des Hormonersatzes ist aus unklaren Gründen mittlerweile fast aufgegeben worden.

Eine wohldosierte Gabe gesunden Schilddrüsengewebes kann, sofern alle Inhaltsstoffe auch aufgenommen werden, eine kranke Schilddrüse in ihrer Syntheseleistung gut ersetzen. Allerdings ist es schwierig, eine gesunde Schilddrüse zu erhalten, die auf den Menschen selbst abgestimmt ist. Im Altertum hat man Schafsschilddrüse für diese Therapie genommen, sicherlich auch, weil das Schaf das häufigste Haustier im Mittelmeerraum war, wo die Altertumsmedizin ja damals florierte. Später hat man bei uns auf das Rind zurückgegriffen, bis es durch den BSE-Skandal als Stofflieferant verdächtig wurde. Nun hat man sich in Deutschland auf das Schwein geworfen, das dem Menschen in seinem Stoffwechsel ja nicht unähnlich ist und dessen Schilddrüse auf den ersten Blick für den Hormonersatz gut geeignet sein sollte.

Aber trotzdem finden sich bei der Schweineschilddrüse im Stoffgemenge doch große Unterschiede zum Menschen. Ein Schwein ist in seiner Wesenheit kein Mensch, und kein anderes Organ symbolisiert ja die Wesenheit eines Menschen so sehr wie die Schilddrüse. Man würde wahrscheinlich auch bei Schilddrüsentransplantationen von Mensch zu Mensch darauf achten müssen, welches Wesen der Spender hatte, denn hier wird es leicht zu Unverträglichkeiten kommen können. Umso drastischer ist der Unterschied zwischen dem Menschen und anderen Säugetieren. Nicht nur Muslime, denen die Religion das Einverleiben von Bestandteilen eines Schweins verbietet, sondern auch viele empfindsame Menschen sträuben sich gegen Schilddrüsenextrakt und nehmen es dann in häufigen Fällen eigentlich nur, weil die Einnahme des seelenlosen, synthetischen L-Thyroxins noch belastender ist und weniger Vorteile bietet. Diese Situation, auf Schweineschilddrüse angewiesen zu sein, ist also nicht ideal, und es bleibt zu hoffen, dass man einmal mit der autologen, also vom Menschen zum Menschen erfolgenden Schilddrüsentransplantation beginnen wird, die ja auch den Vorteil hätte, dass die Schilddrüse in diesen Fällen ihre Botenstoffe gleich in die Blutbahn abgeben könnte, anstatt dass man wie beim Extrakt diese erst aus dem Verdauungstrakt aufnehmen muss.

Wann braucht man das Schilddrüsenextrakt bei der Hashimoto-Thyreoiditis? Sicherlich nicht im Frühstadium, oder dann zumindest sehr selten. Die Schilddrüse kann sehr lange ihre Funktion beibehalten, auch wenn sie entzündet ist. Das kann über viele Jahre gehen, und oft wird ein Ersatz von Hormonen auch später nicht notwendig sein. Ich gebe Extrakt gerne dann, wenn es große Beschwerden mit L-Thyroxin gibt, man aber den Eindruck hat, dass eine geschwächte Schilddrüse diese Unterstützung durchaus brauchen kann. Wenn jemand 25 oder vielleicht noch 50 mcg L-Thyroxin einnimmt, produziert er ja im Regelfall wenigstens 50 mcg, manchmal 100 mcg an Hormon noch selbst, denn der Tagesbedarf kann ja von Mensch zu Mensch unterschiedlich auch höher liegen. In solchen Fällen reduziere ich die Dosis erst stückweise, und wenn Menschen Zeichen einer Unterfunktion wie Gewichtszunahme zeigen, bin ich geneigt, eine Weile auf Extrakt in ausreichender Dosis umzustellen in der Hoffnung, dass es durch diese biologische Mischung an schilddrüsenrelevanten Inhaltsstoffen im Laufe der Zeit auch zu einer Heilwirkung kommen kann.

Viele Menschen fragen mich, ob man wirklich bei einer verkleinerten oder erschöpften Schilddrüse in der Spätphase der Hashimoto-Thyreoiditis eine Heilwirkung erfahren kann. Ob diese wieder wachsen und wieder selbstständig werden kann.

Wenn ich das bejahe, heißt es: Haben Sie denn Beweise für diese Behauptung? Abgesehen davon, dass ich selbst im Laufe der letzten Jahrzehnte schon hunderte kleine vernarbte Schilddrüsen wieder zu alter Stärke heranwachsen gesehen habe – ja. Auch der Schulmediziner weiß, dass Schilddrüsenreste nach Operationen sich wieder vergrößern. Warum tun sie das? Weil die meisten Ärzte unzureichende Mengen an L-Thyroxin verordnen, zum Beispiel 50 mcg. Das ist zu wenig, also gibt es einen Wachstumsreiz für die Schilddrüse. Diese Menschen haben eher ein leicht erhöhtes TSH als Zeichen des Bedarfs. Und nun haben wir bei der Schweineschilddrüse als Hormonersatz die Situation, dass dieses eher größere Mengen an T3 und geringere Mengen an T4 beinhaltet. Der Körper missversteht das als Mangel. Zwar liegt genug aktives Hormon T3 vor, das der Körper braucht und versteht und mit dem er sich pudelwohl fühlt. Doch das T4 ist eher geringer, als er das kennt. Deshalb erhöht er das TSH auf Werte um 3 U/ml (normal sind 0,3 – 2,5). Und das ist ein starker Wachstumsreiz für die Schilddrüse. Der größte Vorteil der Behandlung mit Schilddrüsenextrakt liegt in diesen Gegebenheiten, dass Sie damit bei ausreichender Dosierung eine gute Versorgung des Körpers mit Hormon und zugleich stark das Wachstum stimulieren.

Der Kassenarzt, fixiert auf Normwerte, mag hier übrigens die Stirn runzeln, da er ein hohes T3 und ein hohes TSH mit einem niedrigen T4 sieht und glaubt, dass es sich hier um eine schlechte Einstellung handelt. Damit werden Sie umgehen lernen müssen. Man kann mit Schilddrüsenextrakt Laborwerte nur eingeschränkt zur Beurteilung der Güte der Einstellung nutzen. Das Wichtigste ist es deshalb, dass Sie lernen, eine gute Einstellung mit Hormonpräparaten selbst zu erspüren. Die Frage ist: Wie fühlen Sie sich? Haben Sie Kraft und Energie? Können Sie gut schlafen? Haben Sie Beschwerden? Und die Antworten auf diese Fragen muss man gut abwägen mit dem, was Laborwerte verkünden. In dieser Hinsicht ist es gut, wenn Sie zur Laborkontrolle eine Ärztin oder einen Arzt aufsuchen, der Erfahrung mit der Behandlung mit Schilddrüsenextrakt hat. Eine Liste davon finden Sie im Anhang.

Ein weiterer Vorteil von Schilddrüsenextrakt liegt darin, dass wir es hier mit einem biologischen Stoffgemisch zu tun haben, in dem alles enthalten ist, was eine gesunde Schilddrüse einem Körper geben möchte. Neben den chemischen Inhaltsstoffen haben wir es hier auch mit einer Botschaft zu tun. Eine Botschaft, die wir von Arzneien erwarten, wenn sie heilend sein sollen. Eine Pflanze oder ein Tier kann für den Menschen zur Arznei werden, wenn sie ihm eine Erfahrung
mitzuteilen hat, so zu Beispiel, wie man sich unter widrigen klimatischen Verhältnissen oder gegen Feinde in der Natur durchsetzen kann. Die Einverleibung einer organischen Arznei ist wie die Aufnahme von Wissen und Erfahrung, die einen auch seelisch stärken und dabei weiterhelfen kann, Krankheiten zu überwinden. Gesundes Schilddrüsengewebe hat in dieser Hinsicht an sich kräftigende Wirkung für eine kranke Schilddrüse. Man kann gedanklich noch einen Schritt weiter gehen und sich die Frage stellen, welches Tier in der Natur mit seiner gesunden Schilddrüse ähnliche Bedrohungen und krankmachende Konflikte siegreich überstanden hat, die unsere Schilddrüse in die Knie gezwungen haben, und eine Schilddrüse dieses Tieres medizinisch anwenden. Da wäre es sehr interessant, unter den Tieren jenes auszusuchen, dessen Weisheit man am Dringendsten für seine Gesundung bedarf und könnte damit vielleicht schneller und durchgehender heilen als mit Schweinsschilddrüse.

Die natürliche und traditionelle Heilweise, Schilddrüsenextrakt von Tieren zur Behandlung erkrankter Schilddrüsen von Menschen einzusetzen, wird in Deutschland vor allem von der Klösterl-Apotheke in München hochgehalten.

Ihre Adresse:

www.kloesterl-apotheke.de

Waltherstraße 32

80337 München

Tel. 089 543432-11

Email: schlett@kloesterl.de

Diese Apotheke scheint derzeit das Kompetenzzentrum für Schilddrüsenextrakt in Deutschland zu sein. Dr. Siegfried Schlett, der zuständige Bereichsleiter der Apotheke, weist in seinen Publikationen darauf hin, dass der T3-Gehalt in der Schilddrüse von Schweinen viel höher ist als das beim Menschen normalerweise vorkommt, dass das aber unbedenklich sei. Er gibt zwei Standarddosierungen an, eine mit 50 µg T4 (40 mg Schweineschilddrüse) und eine mit 100 µg (80 mg Schweineschilddrüse). Man kann aber auch Zwischendosierungen von 10, 20, 30 etc. bis 200 mcg bekommen. Die Behandlungskosten liegen abhängig von der Dosis um 50 EUR im Monat und werden im Regelfall von den gesetzlichen Krankenkassen übernommen, wenn ein Kassenarzt das Rezept ausgestellt hat.

In Amerika gibt es „Armour Thyroid®“, eine Verbindung von Schilddrüsenextrakt mit den Hilfsstoffen Calciumstearat, Dextrose, microkristalline Cellulose, Stärke-Natrium-Glycolat und Opadrywhite.

Diese hat sich in mehreren Studien synthetisch hergestellten Schilddrüsenhormonpräparaten in Bezug auf die Dosierung als zumindest gleichwertig erwiesen, war aber weit besser verträglich und hatte auch den Vorteil, nicht nur die Hormone selbst, sondern auch andere Inhaltsstoffe der Schilddrüse aufzuweisen, die ja bei der Hashimoto aufgrund der Entzündung des Gewebes vielfach verloren gegangen sind. Über dieses Präparat wurde die Wirkweise von Schilddrüsenextrakt wissenschaftlich erforscht und gut abgesichert.

Ein vergleichbares Präparat wird von der receptura-Apotheke in Frankfurt am Main angeboten:

Receptura Apotheke

International Compounding Pharmacy
FIZ Frankfurter Innovationszentrum Biotechnologie
Uni-Campus Riedberg
Altenhöferallee 3
D-60438 Frankfurt am Main
Tel.: +49 (0) 69 92 880-300
Fax: +49 (0) 69 92 880-333
Email: info@receptura.de

Der Nachteil der Behandlung mit Schilddrüsenextrakt liegt darin, dass dieses nur auf ärztliches Rezept zu beziehen ist und Sie also einen Arzt brauchen, der Ihnen dieses ausstellt. Sie sollten zu diesem Zweck einen erfahrenen Arzt konsultieren, denn die Interpretation der Laborbefunde, die man zur Kontrolle anfertigen lässt, weicht – wie schon oben erwähnt - etwas vom Üblichen ab. Durch den hohen Anteil an T3 im Extrakt wird die Messtechnik des Körpers ausgetrickst und das TSH liegt immer etwas höher trotz guter Versorgung des Körpers mit Schilddrüsenhormon.

Sind das übrigens Bio-Schweine? höre ich öfter als Frage. Nein, es sind polnische Schlachtschweine aus konventioneller Haltung, wie ich von der Klösterl-Apotheke erfahren habe. Das Extrakt aber wird aber vor der Herstellung genau nach Schadstoffen überprüft.

Wenn man sich für eine Therapie mit Schilddrüsenextrakt entscheidet, kann man vielleicht auch schon einen ersten Schritt in die Richtung der Homöopathie unternehmen. Schilddrüsenextrakt vom Kalb oder vom Schaf wird in einer Arznei mit dem Namen „Thyreoidinum" angeboten. Wenn Sie hier zusätzlich zur Organotherapie auch fünf Kügelchen in der Potenz D12 täglich einnehmen, regen Sie nach meiner Erfahrung auf einer energetischen Ebene die Neubildung von Schilddrüsenzellen an, durch die eine bei Hashimoto verkleinerte Schilddrüse wieder wachsen und an hormonbildender Kraft zunehmen kann.

Schilddrüsenhormonpräparate

Liothyronin (Trijodthyronin, T3)

Cynomel

Cytomel t3

Thybon

Thyrotardin

Levothyroxin (L-Thyroxin, T4)

Berithyrox

Euthyrox

L-Thyrox

L-Thyroxin beta

L-Thyroxin CT

L-Thyroxin Henning

L-Thyroxin radiopharm

Kombipräparate

Jodthyrox: Kombiniert 100 µg Levothyroxin mit 100 µg Jod

Ähnliche Präparate:

L-Thyroxin Jod 100/100

L-Thyroxin-Jod beta 100

L-Thyrox Jod Hexal

Thyranojod

Novothyral: Kombiniert 75 µg Levothyroxin mit 15 µg Liothyronin

bzw. 100 µg Levothyroxin mit 20 µg Liothyronin

Prothyrid: Kombiniert 100 µg Levothyroxin mit 10 µg Liothyronin

Schilddrüsenextrakt

„Glandulae thyreoideae siccatae", gefriergetrocknete Schilddrüse vom Schwein. Lieferbar ist sie von der Klösterl-Apotheke in München, der receptura-Apotheke in Frankfurt am Main oder aus den USA unter dem Begriff Armour-Thyroid®.

Schilddrüsenextrakte enthalten neben T3 und T4 auch noch Thyreoglobulin, selenhaltige Enzyme, Aminosäuren, Hormonvorstoffen und anderes.

Egal, mit welchen Hormontabletten ein Therapeut dann eigentlich bei der Substitutionsbehandlung arbeitet: Es geht dabei immer um die Frage, wie man durch den Ersatz von Schilddrüsenhormonen einen so guten Ausgleich bewerkstelligen kann, dass die Patientinnen ein reiches, glückliches und beschwerdefreies Leben führen können. Dieses Ziel kann dann, wenn eine kranke und kaum funktionsfähige Schilddrüse vorliegt, nicht ganz leicht erreicht werden, da der Tagesbedarf stark schwanken kann und meist mehrere Anpassungsstufen notwendig sind. Durchschnittlich braucht ein Mensch ungefähr 100 µg L-Thyroxin am Tag, aber das ist nur eine grobe Richtschnur. In manchen Fällen geht dieser Bedarf bis auf 200 µg hoch. Wenn Sie Schilddrüsenhormontabletten nüchtern einnehmen und danach ein paar Stunden lang nichts essen, schaffen Sie Idealbedingungen für die Aufnahme des Präparats, denn ein Großteil von dem, was Sie schlucken, kann auch von den Schleimhäuten in Mund, Speiseröhre, Magen oder Darm aufgenommen werden. Wenn Sie hingegen eine Schilddrüsentablette gemeinsam mit einem guten Glas Milch hinabschwemmen, werden Sie wahrscheinlich daraus gar kein Hormon für den Eigengebrauch gewinnen können, da das Hormon sich im Fett der Milch löst und an das Eiweiß gebunden wird und damit längst durch den Verdauungsprozess verlorengegangen ist, bevor es überhaupt die Blutbahn erreicht hat. Vergessen Sie nicht, dass L-Thyroxin im Wesentlichen eine Aminosäurenformation ist und dass Eiweiße aus Aminosäuren bestehen und eine Aminosäure sehr schnell in einem Eiweißmantel untergeht.

Wie hoch das Hormon dosiert wird, mache ich nicht von Prozentrechnungen abhängig, die in anderen Schilddrüsenratgebern häufiger gefunden werden, sondern vom Befinden des Behandelten. Je aktiver er wird und je wohler er sich fühlt, desto besser ist auch die Einstellung. Es ist immer eine gute Idee, den individuellen Bedarf durch einen Test zu bestimmen. Man beginnt beispielsweise mit 25 µg L-Thyroxin und steigert im Abstand von 2 Wochen in 25 µg-Schritten hoch, bis Herzklopfen, Unruhe oder Nervosität auftreten. Dann hat man ein gutes Maß für den wahren Bedarf. Bei der Hashimoto-Thyreoiditis ist es oft so, dass schon die Gabe von 25 µg als unangenehm empfunden wird. Hier liegt eine Funktionsstarre der Schilddrüse vor. Sie produziert genug Hormone für den Körper, kann aber nicht zurückschalten, wenn L-Thyroxin zusätzlich als Medikament zugeführt wird. Für diese Fälle scheidet die Substitutionsbehandlung aus. Hier gilt es dann eher, mit der Gabe homöopathischer jodhaltiger Arzneien einen Ausgleich der Jodversorgung des Körpers zu erreichen.

Eine andere Variante wäre die Gabe von Schilddrüsenextrakt, das erfahrungsgemäß von diesen Patientinnen weit besser vertragen wird. Mir macht die Behandlung mit Schilddrüsenextrakt wirklich Freude und ich komme damit auch gut zurecht, selbst wenn ein T3-Überschuss mitunter bei Patientinnen anfänglich Herzklopfen und Unruhe auslösen kann als Ausdruck einer momentanen „Überdosierung". Nach wenigen Tagen spielt sich die Sache in der Regel aber ein und der hohe T3-Anteil führt dann zu einer stärkeren Belebung des Menschen als bei synthetischen Präparaten mit L-Thyroxin oder Tyrosin. Außerdem glaube ich, dass durch die zahlreichen weiteren Inhaltsstoffe einer gesunden Schilddrüse, die man über das Schwein geliefert bekommt, auch die Wirksamkeit der Hormone im Körper von Hashimoto-Kranken verbessern kann. Man kennt ähnliche Phänomene bei der Behandlung von Depressionen mit Johanniskraut. Anfänglich haben Pharmafirmen versucht, wichtige Inhaltsstoffe des Johanniskrauts herauszufiltern und hochdosiert damit zu behandeln, bis man letztendlich herausgefunden hat, dass die natürliche Stoffmischung der Pflanze durch nichts ersetzt werden kann. Ähnlich physiologisch, natürlich und überzeugend ist die Wirkung von Schilddrüsenextrakt.

Ich belasse es aber nicht bei dieser Behandlung, sondern versuche außerdem durch die Gabe von Thyreoidinum, energetisiertem Jod in Form von Schüßler-Salzen oder Homöopathie mit jodreichen Pflanzen wie Spongia die Verteilung von Jod im Körper zusätzlich zu optimieren und damit den Heilungsverlauf zu unterstützen.

Hat Ihre Schilddrüse eine Regulationsstarre?

Bei der Frage, wie viel Hormon eine Hashimoto-Patientin braucht und auch verträgt, müssen wir noch etwas tiefer schürfen und uns die Frage stellen, wie die entzündete Schilddrüse darauf reagiert, wenn man L-Thyroxin verabreicht. Viele aufmerksame Ärzte, die eine Hashimoto mit L-Thyroxin behandeln, kennen dieses Phänomen: Manche Patientinnen kommen damit wunderbar zurecht, während andere starke Beschwerden bekommen, sobald die Tabletten geschluckt werden. Das hat manche Therapeuten auch dazu veranlasst, möglichst sachte mit niedrigen Dosierungen beginnen zu wollen und oft auch dabei zu bleiben. Da werden mitunter nur 12,5 µg am Tag verabreicht, bevor man langsam und stufenweise die Dosis über Monate und Jahre erhöht. Sehr oft bleibt man dann auf der Stufe von 50 µg stehen, weil man Angst vor überschießenden Reaktionen hat, die Richtung Schilddrüsenüberfunktion aussehen: Herzklopfen, Blutdruckentgleisungen, Ängste, Schlafstörungen und vieles mehr. Aber auch das ist nicht unbedingt gut, denn der Bedarf an Hormon liegt weit höher, und wird auf diese Weg nicht gedeckt, und wenn man es nicht schafft, durch Hormonzufuhr den gesamten Bedarf zu erfüllen, kann man nicht davon ausgehen, dass sich die Schilddrüse in der Untätigkeit erholen und dadurch heilen kann.

Bei der Hashimoto-Erkrankung müsste man eigentlich einen Menschen-Typ 1 und einen Menschen-Typ 2 unterscheiden. Der Typ 1 hat eine Schilddrüse mit erhaltener Regulationsfähigkeit. Es liegt vielleicht eine Entzündung vor und die Schilddrüse ist auch geschwächt, aber sie schafft es noch recht gut, ihren Tagesbedarf von vielleicht 150 µg zu erbringen. Kommen dann mittels einer Tablette 50 µg von außen dazu, fährt sie sofort die Eigenproduktion zurück, um Kräfte zu sparen. Diese Menschen mit einem Typ 1 kann man bedenklich und sehr rasch aufdosieren, bis jene Menge an Schilddrüsenhormon zugeführt wird, die der Körper braucht, und dabei so viel, dass die Schilddrüse selbst überhaupt nichts mehr leisten muss. Sie wird gleichsam in die Ferien geschickt, um sich von ihrem Burnout einer Hashimoto zu erholen. Dabei werden die Antikörperspiegel heruntergehen und auch im Ultraschall werden sich die Zeichen einer Entzündung zurückbilden und es wird ein Ruhezustand eintreten, den man als Remission oder vielleicht, wenn auch etwas verfrüht, sogar schon als Heilung bezeichnen kann. Bei diesem Typ kann eine Hashimoto durch die Gabe von L-Thyroxin allein geheilt werden, denn die Entlastung der Schilddrüse von ihren Pflicht führt automatisch dazu, dass sie sich selbst wieder immunologisch integrieren lässt und vielleicht später sogar wieder einen Zustand erreicht, in dem sie selbst wieder arbeiten will und auch kann. So wird man innerhalb weniger Jahre mitunter die Dosis von L-Thyroxin wieder stufenweise erniedrigen und zuletzt ganz ausschleichen können und wir haben dann eine Schilddrüse, die den Hormonbedarf des Körpers ganz aus eigener Kraft deckt und keine Tabletten mehr braucht. Man nennt das Heilung einer Hashimoto durch L-Thyroxin. Dieser Verlauf kann allerdings nur erreicht werden, wenn man auch den Mut hat, die L-Thyroxin-Dosis auch wirklich so weit anzuheben, bis der

Tagesbedarf voll durch die Tablette geliefert wird. Mitunter kommen da sogar Mengen von L-Thyroxin 200 µg zustande, meistens aber reicht etwa die Hälfte davon aus.

Der Typ 1 ist häufig ein Mensch, der im Leben wenig Unterstützung hat, und der sich durch Leistung beweisen muss. Tritt dann durch Überlastung eine Hashimoto auf, ist das ein Hilfeschrei, mit dem ausgedrückt wird: Ich kann nicht mehr, das ist alles zu viel für mich, hilft mir denn keiner?! Kommt nun Hormon als Stütze für die Schilddrüse, legt sich der Mensch erleichtert zurück und sagt: Endlich einer, der mir hilft! Hier wird L-Thyroxin gerne eingenommen, und auch Schilddrüsenextrakt. Manche Menschen mit Hashimoto nehmen in dieser Situation auch ganz gerne Antidepressiva, weil sie die Unterstützung des Hirnstoffwechsels als angenehm erleben. Sicherlich sind das alles „Krücken" und nicht unbedingt Lösungen. Aber heilsam wirken können sie trotzdem, indem sie dem Menschen in der Krise die Hand reichen und ihm über die schwere Zeit hinweghelfen.

Diese Strategie, mit hohen Mengen von L-Thyroxin zu behandeln, wird bei einem Typ 2 misslingen müssen. Denn hier besteht eine große Jodempfindlichkeit, und diese führt auch dazu, dass L-Thyroxin – das vom Körper leicht verständliche, wirksame Jod – eine starke Gegenreaktion des Körpers in Bezug auf die Behandlung auslöst. Er ist so empfindsam, dass mitunter schon 25 µg heftigste Abwehrreaktionen auslösen können, die wie eine Schilddrüsenüberfunktion aussehen. Diese Menschen sind nervös, ängstlich, haben Herzklopfen,

Schlafstörungen u.s.w., weil sie die Zufuhr von Hormon nicht durch ein Zurückschalten der Eigenproduktion ausgleichen können. Das heißt, ihre Schilddüse stellt 150 µg unbeirrt weiter her, und die 25 µg zusätzlich, die in der Tablette erhalten sind, werden da einfach draufgepackt und dadurch der Körper mit Schilddrüsenhormon überversorgt. Diese Menschen kommen in die Praxis und sagen: „Was für ein Wahnsinn! Ich war ohnehin schon nervös, weil bei einer Entzündung Überfunktionsbeschwerden an der Tagesordnung sind, und dann gibt mir der Arzt noch L-Thyroxin dazu und ich bin völlig durchgedreht! Ich habe gedacht, mein letztes Stündlein hat geschlagen, ich überlebe das nicht.“

Diese Menschen sind jodempfindlich – ein Begriff, den die Schulmedizin nicht kennt, wohl aber Tausende von Betroffenen – und bei ihnen können sowohl L-Thyroxin wie mitunter auch das Jod in der Nahrung Probleme bei der Hashimoto auslösen, weshalb man in diesem Fall mit der Gabe von Jod vorsichtig sein muss und es auch in der Nahrung gut dosieren sollte. Hier empfehle ich Meersalz, das einen mäßigen Jodgehalt hat und rate von jodiertem Speisesalz eher ab, weil die darin enthaltene Menge womöglich schon Reize auslösen kann. Und bei diesem Typ 2 einer Hashimoto verzichte ich auch darauf, L-Thyroxin zu verordnen, setze auch homöopathische Formen von Jod wie beispielsweise in Kalium jodatum oder Jodum oder Spongia sehr zurückhaltend ein und konzentriere mich in der Homöopathie viel stärker auf energetische Arzneien, die überhaupt keine Verwandtschaft zu Jod haben. Hier haben Homöopathika wie Staphisagria, Colocynthis oder Kaliumsalze eine gewisse Bedeutung, da das Thema Überempfindlichkeit und Verspannung im Vordergrund steht. Welche von diesen homöopathischen Arzneien in Ihrem Fall zum Einsatz kommen sollen, muss man vom Einzelfall abhängig machen. Es sind Konstitutionstherapien, die man hier als klassischer Homöopath anstrebt, und bei denen die Jodempfindlichkeit wie auch die Reaktionsstarre der Schilddrüse sogar als Symptome in die Mittelwahl miteinbezogen werden.

Die wichtigste Arznei wird hier Natrium chloratum sein, bekannt auch als Natrium muriaticum, ein altes großes Schilddrüsenmittel. Der Typ 2 ist jemand, der eine hormonelle Unterstützung durch Tabletten als Bevormundung, als Eingriff in seine Freiheit empfindet. Es sind freiheitsliebende Menschen, die in der Ruhe Kraft schöpfen. Und Ruhe bedeutet hier auch, unbeeinflusst von Arzneien zu bleiben. Am Liebsten würde ich nichts nehmen, sagen diese Menschen. Sie wollen immer alles so schnell wie möglich absetzen. Die homöopathische Grundkonstitution ist hier meist Natrium chloratum, eine Arznei, die bei Jodüberempfindlichkeit auch bevorzugt eingesetzt wird.

Kann man Typ 1 und Typ 2 laborchemisch unterscheiden? Nein. Es gibt aber mitunter einen kleinen Hinweis darauf, dass die jodempfindlichen Typ2-Menschen auch geringe Mengen eines Antikörpers aufweisen, der sonst nur beim Morbus Basedow vorkommt und dort die Schilddrüsenüberfunktion auslöst: Der TSH-Rezeptor-Antikörper TRAK. Findet man diesen in niedriger Menge, beispielsweise 4 U/l, spricht das für eine Hashimoto-Thyreoiditis vom Typ 2.

An dieser Stelle eine kurze Anmerkung: Die Autoimmunerkrankungen der Schilddrüse, der Morbus Basedow und die Hashimoto-Thyreoiditis, zeigen manchmal fließende Übergänge. Ich habe es schon öfters gesehen, dass jemand mit einem Morbus Basedow im Laufe seines Lebens in eine Hashimoto-Thyreoiditis umschlägt, keine Überfunktionsbeschwerden mehr hat, wohl aber eine Verkleinerungstendenz der Schilddrüse durch Entzündung. Diese Beobachtung nur nebenbei als Hinweis darauf, dass wir noch nicht so viel über diese Erkrankungen wissen, wie allgemein vermutet wird.

Heilpflanzen, die „luftig“ machen

Wenn Sie einen frischen Schub einer Hashimoto-Thyreoiditis haben und nach der Elementelehre „luftig“, also feucht und warm sind, sollten Sie sich mit Pflanzen „erden“, indem sie sich intensiv mit Wurzeln beschäftigen, beispielsweise als Gärtner. Kartoffel ausgraben. Bäume setzen. Verantwortung übernehmen. Oder eben mit kühlenden Pflanzen wie Wolfstrappkraut, oder Nachtkerze und anderen Arzneien die Aktivität der Schilddrüse bremsen. Bei der Hashimoto im fortgeschrittenen Verlauf, mit der wir es im Alltag vorwiegend zu tun haben, liegt der Fall ganz anders. Diese Menschen haben sich aus dem Leben zurückgezogen, wirken älter, als sie sind und leben mit zahlreichen körperlichen Beschwerden. In der Sprache der Elementelehre heißt das: Sie vererden. Sie kühlen und trocknen aus. Die Jugend verlässt diese Menschen vor der Zeit und ist deshalb, weil es sich um eine Krankheit handelt, auch wieder ein Stück weit zurückzuerobern, sobald Gesundung einsetzt. Dafür muss man sich bei befeuchtenden und wärmenden Heilpflanzen umsehen, die das Geheimnis der Jugend verkörpern und in sich tragen.

Sie sollten als chronisch an einer Hashimoto-Thyreoiditis Erkrankte deshalb versuchen, sich wieder mit dem luftigen Element an sich zu beschäftigen. Wie zur Königin Cleopatra werden, jener Pharaonin, die nach der Überlieferung Rosenöl mit einer so großen Intensität benutzte, dass man ihr Schiff, das auf dem Meer der Küste nahte, früher roch als man es sah. Düfte gehören zum Wesen der Frau, Blütenessenzen, die ihre sexuelle Anziehungskraft steigern. Aus dieser

Lebenswelt haben Sie sich, wenn Sie schon länger eine Hashimoto-Thyreoiditis haben, meist längst verabschiedet, und können damit nicht mehr viel anfangen. Heilung bedeutet jetzt aber auch, die schwarzen und braunen Kleider abzulegen, sich kurze Röcke anzuschaffen und wieder in Türkis, Rosa oder gar Hellrot gewandet das Stadtbild aufzuhellen. Dazu dürfen Sie auch gerne wie eine Blume riechen. Denn Blumen verkörpern den Frühling und somit das Element Luft, das Weiche und Warme am Menschen, das Ihnen bei einer kranken Schilddrüse mit Hormonmangel zumindest vorübergehend verloren zu gehen droht.

Was die Blüten so angenehm duften lässt, sind die ätherischen Öle. Im Prinzip kann man allen ätherischen Ölen, die als wärmend gelten und uns durch ihren reichen, süßen Duft an die Schönheit des Lebens erinnern, Heilkräfte für die Seele bei Hashimoto-Thyreoiditis zubilligen. Der klassische Fall so eines Aromas ist die Bourbon-Vanille. Angenehm als Parfüm, oder als Geschmacksbeimischung von Speisen. Die ätherischen Öle können auf verschiedene Weise angewandt werden. Bequem ist es, wenn Sie sich eine Duftschale besorgen, sie mit Wasser füllen und dann einige wenige Tropfen eines ätherischen Öls hineingeben. Für die Anwendung in Duftschalen eignen sich alle wohlriechenden Öle. Das luftige Element verstärken neben der Vanille beispielsweise noch Bergamotte, Hyazinthe, Iris, Rose, und Ylang Ylang.

Es ist auch interessant, ein Öl zu finden, das Ihnen besonders angenehm ist. Von dem Sie spüren, dass es Ihre Lebensgeister stärker stimulieren kann als andere.

Und wenn Sie dieses Öl einmal gefunden haben, können Sie versuchen, sich damit in verstärktem Maß zu konfrontieren. Das kann bedeuten, dass Sie jeden Morgen zum Blumenmarkt gehen und sich dort gezielt duftende Blumen aussuchen und mit nach Hause nehmen und regelmäßig daran riechen. Der Vorläufer dieser Therapie war der englische Homöopath Richard Bach, der daraus die Heilmethode der Bachblüten abgeleitet hat. Doch was für ein fader Abklatsch sind doch die „Essenzen" in den Fläschchen, die Sie auch in der Apotheke kaufen können, im Vergleich zu einer Hyazinthe, die Sie lebendig am Markt erstehen und mit derem betörenden Duft Ihr gesamtes Heim beschicken können. Eine Hyazinthe auf Ihrem Arbeitstisch wird zur intensiven Arznei, die Ihnen die Süße und das lockende Versprechen des Lebens auf nonverbale Art mitteilt, und dabei eine ständige Präsenz in Ihrem Gemüt aufbaut. Ähnlich steht es mit wohlriechenden Rosen, die allerdings schon schwieriger zu bekommen sind, da sich Blumenhändler im Laufe der Jahrhunderte auf das Äußere einer Blume zu konzentrieren gelernt haben anstatt auf ihren Duft.

Menschen mit Hashimoto riechen anfänglich generell nicht viel, weshalb es klug ist, mit einer so intensiv duftenden Blume wie der Hyazinthe diese Form der Geruchstherapie zu beginnen, bevor man sich auf einen eigenständigen Weg zu diskreteren Pflanzen begibt, die der Seele durch eine individuelle Ähnlichkeit aufhelfen können. Diese Suche geht idealerweise über Spaziergänge in der Natur, wo man in der warmen Jahreszeit an zahlreichen Blüten vorbeikommt, an denen man schnuppern und die Wirkung der ätherischen Öle auf das eigene Gemüt prüfen kann. Ein lustvoller Spaziergang in einer Mußestunde ist schon einmal etwas Luftiges an sich, eine Tätigkeit, die die Jugendlichkeit im Inneren fördert. So wie Kinder die Schule schwänzen, um deren Strukturiertheit und Einengung zu vermeiden, weil die Schule sonst in ihnen zu früh und zu stark eine „Vererdung“ bewirken würde, müssen Sie auch wieder lernen, wie ein Kind die Freiheit und die Fülle des Lebens zu suchen. Wahrnehmen lernen, was in der Natur vor sich geht. Sich wieder nach Blüten bücken lernen und das, was sie anderen Lebewesen schenken können, mit Aufmerksamkeit schnuppernd aufnehmen.

Wenn Sie in einer Gegend leben, in der man von Blüten weit entfernt ist, werden Sie sich mit einer Duftlampe behelfen müssen. Eine interessante Variante, die bei Männern beliebter ist, ist auch das Räuchern. Das Harz von Nadelbäumen ist von feuriger Natur und entfaltet folgerichtig seine Kraft besonders dann, wenn man es entzündet. Diese Therapie war bei den Kelten und Germanen äußerst beliebt und wurde auch bei schwersten Krankheiten angewandt. Ein offenes Feuer bildete damals vor allem in der kühlen Jahreszeit das Zentrum jeder Wohnstätte, und die Düfte, die manche Naturprodukte entfalten, wenn sie auf glühende Kohlen gelegt werden, wurden früh für kultische aber auch medizinische Zwecke benutzt. Tannennadeln oder Kiefernadeln rufen dabei einen „weihnachtlichen“ Duft hervor, der in der dunklen und kühlen Jahreszeit von der Kraft des Frühlings und des Sommers spricht. Die ätherischen Öle haben sich etwas vom lebenspendenden Element Luft über den kühlen und trockenen Herbst hinweg bewahrt und können diese Essenz dem Menschen mitteilen. Eine ähnliche Sprache sprechen

Benzoe, Latschenkiefer, Rosenholz oder Sandelholz. Sie wecken in uns Erinnerungen an Jugend und Frische und machen uns sinnlich. Suchen Sie sich unter diesen Hölzern eines mit einem Duft aus, der Ihnen besonders gefällt, und gewöhnen Sie sich an, einmal täglich in einem sauberen Aschenbecher oder im Ofen zu räuchern.

Hals-Chakra: Ausdruck und Kommunikation

Wenn man den Vorgang, der durch eine Hashimoto-Thyreoiditis im Körper hervorgerufen wird, in der Sprache des Ayurveda fassen wollte, würde man sagen, dass hier das Hals-Chakra blockiert ist, das heißt, dass der Energiefluss im Bereich dieses wichtigen Energiewirbels gestört ist.
Das Konzept geht so, dass sieben Energiezentren im Bereich der Wirbelsäule die kosmische Energie wie Trichter einfangen und für den Körper nutzbar machen. Leben ist das ordnungsgemäße Drehen dieser Wirbel und das Verarbeiten und Ausscheiden dieser kosmischen Energie. Die konkrete, darüber hinausgehende Aufgabe des Hals-Chakras ist es, die unbestimmten Gefühle, die in der Brust im Bereich des Herz-Chakras aufsteigen, zu klären, sie dadurch, dass man die Stimme dazu nutzt, Gedanken und Gefühle auszudrücken, wirklicher zu machen, in die Realität hinein zu ziehen und dort darzustellen. Das Ungerichtete, das Nebelhafte, muss konkret werden, damit man es einschätzen und in sein Leben einbeziehen kann.
Grob gesagt sehen die Inder also in der Hashimoto-Thyreoiditis eine psychosomatische Störung, die durch Nichtsprechen, durch den Verzicht, sich seine eigene Welt zu erklären und einzurichten und ihr einen Sinn zu geben, entsteht. Die Sehnsüchte, die in der Brust toben, bleiben bei den Kranken Illusionen, werden nicht wahr und können sich deshalb auch nicht erfüllen.
Alles, was so an einem Hals-Chakra dranhängt, wird bei einer Blockade schlechter funktionieren als zuvor.

Es sind das die Ausdrucksorgane, also Mund, Kiefer, Kehlkopf, Mimik, Arme, Hände. Aber auch die Ohren als jene Sinnesorgane, die den verbalen Ausdruck der anderen wahrnehmen und aufnehmen und ebenso wie die Stimme mit der Luft arbeiten, mit dem Schall, den sie erzeugen. Die Luft, die in die Lungen streicht und dabei Energie in den Körper einfließen lässt, wird auf Höhe der Schilddrüse zur Lauterzeugung genutzt. Das kann kein Zufall sein, sondern hat eine tiefe Bedeutung. Schilddrüse und Kehlkopf sind beides Organe, die das Element Luft benutzt, um spürbar zu werden, jenes Element, mit dem wir unsere Gefühle mitteilen. Wo das Auge eindeutig Teil des Elementes Feuer ist, das scharfe, klare Erkennen, sind die Stimme und das Hören jene Bereiche, in denen sich unsere Gefühle entfalten können und von uns selbst und unseren Mitmenschen auch spürbar wahrgenommen werden. Die Stimme als Ausdrucksorgan unserer Gefühle sagt sehr genau, wie es mit uns bestellt ist. Vor allem aber drückt sie die Mischung der Aktivitäten von „Kopfhirn“ und „Bauchhirn“ aus, die Kombination zwischen Verstand und Gefühl, zwischen Streben und Sehnen. Wir haben eine Milliarde Nervenzellen im Gehirn und eine Milliarde Nervenzellen im Bauchraum. Beides muss miteinander arbeiten, kommunizieren, und so wird auch anatomisch betrachtet der Hals zur Schnittstelle zwischen der Ratio des Oben und der Emotionalität des Unten. In der Sprache der Elemente vermischt sich im Bereich des Halses das trockene und heiße Element des Feuers der Erkenntnis mit dem kühlen und feuchten Element des Fühlens, Mann und Frau, Yin und Yang, und es entsteht daraus etwas Feuchtes und Warmes, nämlich das Element Luft. Deshalb liegen unsere Atmungsorgane auch dort, wo

sie untergebracht sind, und deshalb finden wir die Stimmbildung auch im Bereich des Halses.
Es kann kein Zufall sein, dass Vögel so viel und so schön singen, diese luftigen Tiere, die nicht nur dem Himmel näher sind, sondern auch der Leichtigkeit, die Sauerstoffreichtum in einem Körper erzeugt. Der Gesang ist der natürliche Ausdruck der Lebensfreude, des hormonellen Überschusses. Man kann funktionierende Hormone in einer Stimme ebenso hören wie man dann die Hormonbrache bei einem Hashimoto als krächzendes, mattes, nicht mehr klingendes Etwas wahrnehmen kann – eine Stimme, die dem Erkrankten selbst fremd erscheinen muss, weil er sich so nicht kennt. Genauso gut wie Stimmübungen oder einfach häufiges Singen hilfreich sein können, um die Hashimoto-Thyreoiditis zu heilen, ist auch alles andere, das ein Hals-Chakra aktivieren kann, positiv zu sehen. Dazu gehört auch die Psychologie, sich stärker Luft zu machen, stärker in Worte zu fassen, was einen bewegt, das Ungehörte hörbar zu machen. Aber auch ganz konkret und mechanisch eine geeignete Klangschale, die man sich vorne auf den Hals stellt und sanft anschlägt, sodass ihr Gesang bis in die Tiefe der Schilddrüse einziehen kann.

Wer – psychosomatisch gesehen – eine Entzündung der Schilddrüse erzeugt, um im Leben „vernünftiger“ zu werden oder sich zu schwächen, legt damit auch Hormonflüsse lahm, die weit tiefer liegen. Das Bauchhirn, das vor allem mittels Serotonin und Dopamin arbeitet und für unsere Emotionalität zuständig ist, tritt dann in der Bedeutung zurück und das Kopfhirn gewinnt mit seiner trockenen Rationalität die Überhand. Gleiches geschieht mit Gebärmutter und

den Eierstöcken und den Hormonen, die dort gebildet werden, um sich im ganzen Körper mitteilen zu können. Die Schilddrüse hat eine vermittelnde Rolle zwischen oben und unten. Setzt das um, was ihr das Gehirn an Befehlen mit seinen Botenstoffen sagt, kann aber auch den ganzen Körper und somit auch das Gehirn mit seinem jodhaltigen Hormon aktivieren. Noch stärker sehen wir seine Wirkung im Bauchraum, wo ein Feuer der Leidenschaft nur wachsen kann, wenn auch die Schilddrüse das ihre dazu tut.
Genauso wie Kehlkopf, Luftröhre und Lungen damit beschäftigt sind, durch Sprache und Gesang eine harmonische Verbindung zwischen Yin und Yang herzustellen, wie das die Chinesen ausdrücken, führt die Hashimoto-Thyreoiditis durch Fehlfunktion der Schilddrüse zu einem Yang-Überschuss. Diese Menschen nennt man in unserem Kulturkreis zu Recht „verkopft“, und dass etwas fehlt, merkt man in allen Einflussbereichen des Kopfhirns. Die Stimme wird dünn und klanglos. Die Gedanken wiederholen sich und es fehlt ihnen die Tiefe. Böse Zungen behaupten, dass eine Frau auf diesem Weg fast zum „Mann“ würde, was nicht ganz unrichtig ist.
Anders steht die Sache, wenn ein Mensch verliebt ist und die Hormone fließen. Hier arbeitet die Schilddrüse mit Intensität daran, den ganzen Körper zu durchpulsen und die Funktion der Geschlechtsorgane anzuregen. Überall duftet so ein Mensch, weil ein Hormongemisch im Körper entsteht, das ihn in eine Blume verwandelt, deren Stempel offenbar nur darauf warten, befruchtet zu werden. Mit einem Mal mischt sich da auch der Stimme etwas bei, das sie voller und kräftiger und ausdrucksvoller klingen lässt. Die Frequenzbreite erhöht sich. Jetzt arbeitet der Energiewirbel des Halses

voll und die Schilddrüse und alle anderen luftigen Organe sorgen dafür, dass sich das Leben, das in diesem Organismus pulsiert, auch mit der Fortpflanzung und ihren Freuden beschäftigt. Verliebtheit, Liebe und reichhaltiger Sex sind die Folge dieser „Durchlüftung". Ohne die rege Tätigkeit der Schilddrüse ist all das unmöglich.

Die „Blockierung" des Hals-Chakras ist ja im Grunde genommen eine Verkrampfung der Muskulatur von Hals und Kopf mit Dehnung der Stimmbänder. Man hört das. Man möge aber auch die Auswirkung dieser Verkrampfung auf die Durchblutung der Schilddrüse bedenken. Wenn sie schlecht durchblutet wird, weil das Hals-Chakra blockiert ist, ist sie auch anfälliger für eine Entzündung. Und eine bereits bei Hashimoto entzündete Schilddrüse wird weniger wahrscheinlich heilen als eine, die wieder – beispielsweise durch Massage – gut durchblutet ist, weil man sich die Mühe gemacht hat, aktiv an einer Öffnung des Energiewirbels am Hals zu arbeiten.

Wie so eine Aktivierung des Hals-Chakras nun bewerkstelligt werden kann, dazu gibt es verschiedene Antworten.
Der erste Schritt ist es, unsere Sehnsüchte wieder zu äußern, offen zu werden, über Gefühle sprechen lernen. Reden lernen, singen lernen, sich ausdrücken lernen. Sich der Musik öffnen. Es ist interessant, dass viele Männer sich zeitlebens in einem verkopften, wortkargen Bereich aufhalten können. Doch für eine Frau ist es unmöglich, sich nicht immer wieder Luft machen zu können, über Gefühle zu sprechen. Es ist ja schon lange wissenschaftlich bewiesen, dass Frauen

weit mehr sprechen als Männer. Mehr, aber auch tiefgründiger, gehaltvoller in ihrer Emotionalität. Wo Männer sich in der Trockenheit und Kälte von Fakten verlieren und leere Laut werdende Gedankenkreise ziehen können, sprechen Frauen von lebendigen Dingen. Tun sie es aber nicht, und können sie es gar nicht mehr, dann liegt das daran, dass der Energiefluss im Hals-Chakra nicht aktiv ist, und ist das der Fall, dann liegt entweder schon eine Hashimoto-Thyreoditis vor oder sie kann unter diesen Bedingungen entstehen. Dieser Zusammenhang erklärt auch die hohe Bedeutung des Erstgesprächs in der ganzheitlichen Schilddrüsenpraxis. Über die Gefühle zu sprechen, sich Luft machen und das Verschwiegene dadurch ans Tageslicht zu bringen ist für viele Patientinnen befreiend und der erste Schritt zur Gesundung von einer Krankheit, die im Wesentlichen aus einer Verkrampfung und Mangeldurchblutung von Hals und Nacken auf psychosomatischer Grundlage entsteht.

Unter den homöopathischen Mitteln, die man für den Hals bevorzugt zur Heilung einsetzt, finden sich vor allem die Folgenden:

Argentum nitricum

Es ist das Mittel des ängstlichen Verschweigens und hilft bei Panikattacken, fehlendem Urvertrauen und bewegt Menschen dazu, die Zunge zu lösen und über Gefühle zu sprechen

Gelsemium sempervirens

Es lindert Erwartungsängste und verleiht einem die Kraft dazu, um Prüfungen zu bestehen. Es ist eine wichtige Arznei bei Herzklopfen und Verkrampfungen des Nackens.

Lilium tigrinum

Diese Arznei wird bei einer Blockade sexueller Lüste gegeben und wirkt aktivierend und normalisierend auf das Geschlechtsleben.

Phosphorus

Hier finden wir ein großes Heilmittel bei Ängsten, die durch Sorgen vor allem um andere Menschen entstehen.

Pulsatilla

Die Kühchenschelle wird in der homöopathischen Praxis gerne bei Überempfindlichkeit, dem Wunsch, getröstet zu werden, bei Neigung zu Weinen, bei mädchenhafter, jugendlicher Verhaltensweise gegeben.

Man fühlt sich zu weich und zu schwach, um das Leben überhaupt bewältigen zu können.

Wenn Sie unter Heiserkeit oder einer verkrampften, tonlosen Stimme bei Hashimoto leiden sollten und deshalb an Ihrem Hals-Chakra arbeiten wollen mit der Annahme, dass diese Energiewirbel besonders blockiert sind, können Sie sich eine Kombitherapie überlegen, bei der diese 5 Arzneien im Wechsel zur Anwendung kommen. Besorgen Sie sich jede dieser Arzneien in der Potenz D12 und der Füllmenge N1 und nehmen Sie täglich von jeder Arznei 5 Kügelchen. Verteilen Sie die einzelnen Tagen möglichst über den Tag.

Führen Sie diese Therapie drei Wochen lang durch und machen Sie danach eine Pause, um den Behandlungserfolg zu prüfen. Ich wette, dass Sie sich weit besser fühlen und geradliniger und entscheidungskräftiger handeln werden als Sie zuvor imstande waren.

Atemübungen

Haben Sie sich schon einmal die Frage gestellt, warum sich die Schilddrüse im Bereich der Atemorgane ausgebildet hat, und das ganz in der Nähe des Ortes der Stimmbildung? Diese Hormondrüse hat nämlich etwas mit Atmung zu tun, und über die Atmung (und über Töne wie Singen oder Schwingungen einer Klangschale) ist sie auch therapeutisch erreichbar, wenn sie erkrankt ist.
Im Westen haben wir uns darüber wenig Gedanken gemacht, aber in Asien sieht die Sache ganz anders aus. Hier hängen Schilddrüse und Atem und Lebensenergie unmittelbar miteinander zusammen. Das Yoga ist ohne Pranayama, wie man diese Techniken nennt, undenkbar. Es bildet dort eine der drei Säulen dieser Heilkunst, von der uns eher die beiden anderen, nämlich die Körperarbeit (Asanas) und die Meditation bekannt sind. Pranayama heißt so viel wie Verlängerung des Atems oder Steigerung der Lebenskraft, also über die Atmung Energie aufnehmen, und viele Störungen des Körpers lassen sich damit beheben, vor allem Blockaden oder Übersteuerungen der Energiewirbel, der so genannten Chakren.
Diese Form der Atemgymnastik kann in zwei Richtungen durchgeführt werden. Sie kann die Chakren aufwecken, energetisieren und in ihrem Funktionieren beschleunigen oder aber ihre Drehung verlangsamen und harmonisieren in Fällen, in denen diese zu hektisch erfolgt.
Schauen wir uns dieses Thema einmal in der westlichen Denkweise, unter Berücksichtigung physikalischer und physiologischer Erkenntnisse an. Wenn wir rasch

atmen, fühlt sich das an, als würde Energie in den Körper gepumpt. In Asien heißt das, wir nehmen kosmische oder Weltenergie auf. In unserer westlichen Denkweise ist das der Sauerstoff, der über die Lungen in den Körper gelangt. So weit so gut. Warum allerdings atmen wir manchmal lieber sehr langsam und können auch daraus Kraft schöpfen? Brauchen wir denn in Ruhe den Sauerstoff weniger? Der Verbrauch des Körpers an Sauerstoff sinkt tatsächlich. Aber da ist noch etwas anderes: Unsere Erregbarkeit nimmt ab, wenn wir langsamer atmen. Ruhiger, tiefer, langsamer Atem lässt Ruhe und Kraft in den Körper einziehen. Wir sammeln uns, kommen zu uns selbst. Rasches Atmen hingegen erregt und weckt auf. Wir scheinen uns zu verlieren. Wir brauchen diesen Atem, wenn wir körperliche Höchstleistungen vollbringen wollen, damit auch trotz höheren Verbrauchs noch genügend Sauerstoff in das Gewebe gelangt. Wir brauchen den Atem aber unter Leistungsbedingungen auch, weil wir wach und energiereich sein wollen.

Dieser Mechanismus läuft über andere Bausteine im Körper als den Sauerstoff. Das Wachsein hat viele Faktoren, die es erhöhen oder erniedrigen können. Hier hat die Nebenniere ein Wort mitzureden mit ihren Stresshormonen. Vor allem aber gibt es im Blut einen mineralischen Vorgang, der über das Alkalimetall Kalzium verläuft. Geht Kalzium aus dem Blut heraus, werden wir immer erregbarer bis hin zu Angst, Panik, Gefühlsstörungen und Krämpfen. Das nennt man im Fachjargon „Hyperventilation“. Dieser Begriff hat mit dem Sauerstoff selbst nichts zu tun, wohl aber mit der drastischen Änderung des Kohlendioxid-Gehaltes im Blut, die durch die verstärkte Atembewegung vermittelt wird. Je heftiger wir atmen, desto stärker sinkt das

Kohlendioxid (CO_2). Wenn wir hingegen ruhen, atmen wir langsamer, und das Kohlendioxid steigt. Je höher es steigt, desto stärker geht auch der Kalziumgehalt im Blut in die Höhe. Wer schlafen will, tritt in eine Form der Atemruhe ein, die notwendig ist, um überhaupt in die Bewusstlosigkeit eintauchen zu können, und dafür brauchen wir Kalzium. Es schenkt uns die Ruhe, die Geborgenheit und die Sicherheit, die wir brauchen, um überhaupt schlafen zu können.

Langsamer Atem: Viel Kalzium, viel Kohlendioxid, viel Ruhe
Schneller Atem: Wenig Kalzium, wenig Kohlendioxid, Ruhelosigkeit

Nehmen wir einmal an, wir haben gerade eine kalziumreiche Kost genossen und schlafen. Wie kann der Körper in dieser Situation verhindern, dass es zu einem Überschuss an Kalzium mit Ablagerung dieses Alkalimetalls im Gewebe kommt zu einer Tageszeit, in der unsere Atmung für die Regulation des Kalziumspiegels ausfällt? Es gibt hier eine Hilfe durch das Hormon Calcitonin. Es sorgt dafür, dass Kalzium aus dem Blut verschwindet und in die Knochen eingebaut wird, wo wir seine Festigkeit auch besonders brauchen. Zu großen Teilen wird dieses Calcitonin in den C-Zellen der Schilddrüse gebildet, zumindest dann, wenn diese gesund ist. Zwar gibt es auch in der Nebenschilddrüse C-Zellen. Sie sind dort im Wechselspiel mit Zellen, die Parathormon bilden, ein Hormon, das Kalzium und Phosphat ins Blut schickt.

Es wird in der Schulmedizin kaum darauf geachtet, dass bei einer akuten Entzündung der Schilddrüse auch

C-Zellen zerstört werden. Wenn bei einer akuten Hashimoto-Thyreoiditis die Schilddrüse innerhalb weniger Tage ihre Funktion einstellt, merkt man das sehr rasch daran, dass nun der Calcitoninspiegel absinkt und ein Gefühl von Trägheit und Schwäche eintritt. Durch rascheres Atmen versucht die Erkrankte in dieser Situation, den Kalziumspiegel wieder in Ordnung zu kriegen. Dabei treten dann in vielen Fällen Zustände der Hyperventilation auf, mit erhöhter Erregbarkeit und Herzklopfen, Wachheit, Angst bis hin zu Panik. Der Atem ist gestört, passt nicht zur Lebenssituation, passt nicht zu den Bedürfnissen des Körpers. Dieser Mechanismus erklärt, warum die meisten Menschen mit einer aktiven Hashimoto-Thyreoiditis über eine Kombination von Erregtheit und Schwäche klagen, was sich über ein Zuviel oder Zuwenig von Schilddrüsenhormon allein nicht erklären lässt. Es ist der zweite Hormonmechanismus des Calcitonins, um den es hier geht, und der viele Beschwerden verursacht, an denen Hashimoto-Patientinnen leiden.

Hier setzt das Yoga mit seinem Pranayama direkt an. Denn die verstärkte Wahrnehmung und Beeinflussung des Atems kann hier modulierend einwirken, und damit wieder in die Richtung von Ruhe und Kraft arbeiten, und dem Körper dabei helfen, diese akute Störung mit anderen Mechanismen zu überwinden, die ihm zur Verfügung stehen. In früheren Zeiten haben Yogis ihre Fähigkeit, den Atem zu verlangsamen, soweit ausgefeilt, dass sie sich über Tage oder sogar Wochen begraben lassen konnten, bevor sie wundersam wieder auferstanden, ein Mythos, der auch in unserer Kultur im Christentum mit der Wiederauferstehung Jesu nach drei Tagen weitererzählt wird. Eine Körperbeherrschung diesen Maßes scheint uns übermenschlich, weil das Leben hier gebändigt zu werden scheint, und man einen Teil Gewalt über sich und sein Schicksal gewinnt. Langsam atmen bewirkt auch, dass der Herzschlag zurückgeht, schwächer und langsamer wird, bis er kaum mehr wahrgenommen werden kann. Über die Atmung Herr über Leben und Tod zu werden – oder zumindest ansatzweise – erlaubt uns, die in uns innewohnende Kraft zu spüren und uns äußerlichen Gegebenheiten besser anzupassen. Tiere, die einen Winterschlaf halten, verfügen über die gleichen Fähigkeiten. So weit müssen wir nicht gehen, doch den Körper abzuhärten gegen Stress verschiedenster Art, oder ihn in der Phase der akuten Erkrankung der Schilddrüse zu stabilisieren und durch Übung wieder in seine Mitte zurückzufinden, wo Ruhe und Kraft zur Heilung geschöpft werden können, das ist ein lohnenswertes Ziel.

Man kann sich verschiedene Techniken von einer erfahrenen Yogini zeigen lassen oder in einer Gruppe mit verschiedenen anderen Asanas kombinieren, um ihre Wirkung zu steigern. Einfache Maßnahmen wie das Nadi Suddhi Pranayama, das wechselnde Atmen durch ein Nasenloch, sind aber auch in Eigenregie erlern- und zuhause anwendbar. Man kann diese Atemübung sehr gut mit der Schilddrüsenmassage und anderen Heilanwendungen, meditativer Musik und / oder Aromatherapie kombinieren in einer ruhigen halben Stunde abends.

Üblicherweise setzt man sich für das Nadi Suddhi Pranayama im Lotussitz hin. Es reicht aber auch, sich aufrecht auf einen Stuhl zu hocken, beide Füße auf dem

Boden, ohne sich anzulehnen. Augen schließen, entspannen, auf den Atem achten. Wenn Sie die linke Hand nehmen, dann Zeigefinger und Mittelfinger auf die Handfläche legen, Daumen und Ringfinger bleiben gestreckt. Den Daumen auf den linken Nasenflügel, den Ringfinger auf den rechten Nasenflügel legen. Zuerst mit dem Daumen links bei der Ausatmung das Nasenloch verschließen, durch das rechte ausatmen. Dann durch das rechte einatmen. Nun rechtes Nasenloch schließen, linkes öffnen, durch das linke ausatmen. Links einatmen. Wieder rechts ausatmen, und so weiter. Atmen Sie langsam und rhythmisch. Wiederholen Sie diese Übung, so lange sie angenehm ist. Je erfahrener Sie mit dieser Übung werden, desto länger können Sie sie anwenden und dabei die Phasen des Ein- und Ausatmens verlängern.

So kann man einen Einstieg in ein Pranayama finden, dass die Atmung verlangsamt und uns dabei hilft, uns zu sammeln und ruhig zu werden. Diese Übung hat großen Wert bei der akuten Form der Hashimoto-Thyreoiditis, die gekennzeichnet ist von Unruhe, Selbstzweifel und Panik. Ebenso gibt es aber auch die Möglichkeit, durch Atemübungen wieder stärker in die Emotion und die Erregbarkeit zurückzufinden, etwas, das bei lang anhaltender Hashimoto-Thyreoiditis ja meist durch Zerstörung und Verhärtung der Schilddrüse durch Narbengewebe verloren gegangen ist. Hier geht es energetisch in die gegensätzliche Richtung, und siehe da, mit dem Reichtum des Atems, der durch Beschleunigung der Atemfrequenz und Vertiefung des Atems erreicht wird, kehrt auch die Jugend und ihr Versprechen wieder zurück. Es wird Ihnen vielleicht schon aufgefallen sein, dass man bei der körperlichen

Liebe keinen Höhepunkt erreichen kann, ohne zu hyperventilieren. Rasche Atmung und Ekstase gehören zusammen. Die gesteigerte Erregbarkeit bei niedrigen Kohlendioxid-Spiegeln im Blut wird von manchen Menschen auch beim Liebesspiel genutzt, um den sexuellen Genuss zu steigern. Yoga selbst ist aus dem Tantra hervorgegangen, einer Technik, die vor allem darauf abzielte, seine Lebensgeister zu wecken und Lust zu empfinden. Das Kundalini, wie man es damals nannte, steht deshalb auch im Zentrum einer frühen maßgebenden Schrift des Yoga, dem *Hatha Yoga Pradipika* des Swami Svatmarama. Auch heute suchen viele Menschen, die sich dem Yoga widmen, ein Form des gesteigerten Selbstgefühls, der Jugendlichkeit, der lustvollen Versenkung.

Die bekannteste Technik der Hyperventilation im Yoga ist der Feueratem oder „Blasebalg"-Atem, bhastrika. Die Körperstellung findet wie oben statt, Lotussitz oder entspannt, aber aufrecht auf einem Stuhl. Der Mund ist geschlossen. Man atmet durch die Nase aus und ein. Es ist wichtig, jetzt aus dem Bauch heraus, und nicht oberflächlich zu atmen. Das Ausatmen findet stoßweise über beide Nasenlöcher statt, das Einatmen verläuft etwas ruhiger. Man atmet etwa 12 Mal auf diese Weise und macht dann eine Pause, während der man normal und ruhig atmet. In diese Übung müssen Sie sich hinein fühlen. Wenn Sie sie übertreiben, werden Sie benommen werden bis hin zu einem Ohnmachtsgefühl. Sie verspüren ein Kribbeln oder auch Taubheit, besonders der Hände. Brechen Sie die Übung in diesem Fall ab, kommen Sie wieder in die Normalität und führen Sie die Übung danach etwas langsamer und gefühlvoller durch.

Auch diese Technik eignet sich dafür, in einer ruhigen halben Stunde abends angewandt zu werden in Verbindung mit anderen Anwendungen wie beispielsweise einer Schilddrüsenmassage mit anregendem Rosenöl, oder während Sie einen Schilddrüsenwickel mit Gelee Royal machen, stimulierende Anwendungen für die Schilddrüse, wie ich sie im Buch „Die Schilddrüsenmassage" näher beschrieben habe für Menschen mit harten Schilddrüsenknoten oder Vernarbungen.

Schüßler-Salze bei Hashimoto

Ich kenne diese homöopathischen Verdünnungen körpereigener Salze seit meiner Kindheit und habe damit gute Erfahrungen gemacht, nicht nur bei mir selbst und im familiären Bereich, sondern auch als Arzt in einer ganzheitlichen Praxis, die ich ja schon langjährig betreibe. Es ist ein einfaches Prinzip, durch ein Energetisieren und Verdünnen von Mineralien, die im Körper wichtige Funktionen erfüllen, die körpereigenen Mineralien zu aktivieren und auch die Aufnahme und Ausscheidung dieser Mineralien zu verbessern. Klingt kompliziert, funktioniert aber in vielen Fällen. Es gibt heute wenige Menschen, die in meine Praxis kommen und die Schüßler-Salze nicht kennen oder mit ihnen gar keine Erfahrungen gemacht haben. Die meisten schwören bereits darauf, und nehmen meine Empfehlungen, die Hashimoto-Thyreoiditis mit Schüßler-Salzen behandeln zu wollen, dann auch zustimmend auf.
Andere sind dann, wenn sie die Wirkung nicht aus eigener Erfahrung kennen, eher skeptisch und stoßen sich daran, dass es so geringe Spuren dieser Salze sind, die hier zur Anwendung kommen. Sie sind auch unschlüssig darüber, was es mit der „Potenzierung“ von Homöopathika auf sich hat, diesem Vorgang des Reibens und Schüttelns, von dem schon Samuel Hahnemann, der Begründer der Homöopathie, vor 200 Jahren sprach, und der eine alte alchemistische Praxis darstellt, die wir als Zerrbild von Hexen oder Magiern kennen, die mit ihrem Zauberstab Dingen Kräfte einverleiben wollen. Warum das ein „Energetisieren“ sein soll, kann man leider auch heute noch nicht

schlüssig erklären. Aber – besonders Schüßler-Salze wirken über den Placebo-Effekt hinaus mit einer Häufigkeit, die den Betrachter verblüfft. Und so kann ich an dieser Stelle keine guten Argumente ins Treffen führen, warum ich den Schwerpunkt der ganzheitlichen Therapie der Hashimoto-Thyreoiditis auf Homöopathika lege, außer Sie mit der Aussage zu konfrontieren, dass es nach meiner Erfahrung sehr häufig wirkt und auch schon viele Menschen geheilt hat.

Die

Schüßler-Salze-Basiskur

bei Hashimoto sieht so aus:

Nr. 3 Ferrum phosphoricum D12
Nr. 6 Kalium sulfuricum D6
Nr. 11 Silicea D12
Nr. 12 Calcium sulfuricum D6

je 5 Tabletten täglich, einzeln über den Tag verteilt gelutscht, über 3 Wochen.

Diese Kur kann als Erstmaßnahme bei Hashimoto gelten und in jedem Stadium der Krankheit angewandt werden. In diese Therapie sind jene Schüßler-Salze aufgenommen, die bei chronischen Entzündungen im Körper ihren Einsatzbereich finden. Dazu gehört schon einmal der Sauerstoffträger Eisen, der in energetisierter Form die Durchblutung der Gewebe verbessert und eine allgemein die Lebenskräfte stimulierende Wirkung hat, aber auch entzündungshemmend ist und Eisenmangelzustände ausgleichen kann, die sich negativ auf das Immunsystem auswirken. Kalium sulfuricum ist das „Lebersalz“, das man bei chronischen Entzündungen gerne verabreicht, um die Bildung von Eiweißen zu fördern, die für die Immunabwehr gebraucht werden. Das kann sich auf eine Autoimmunerkrankung positiv auswirken, die mitunter ja auch einen Wildwuchs an Autoantikörpern hervorruft, weil eine geordnete Funktion nicht mehr gegeben ist. Silicea und Calcium sulfuricum sind bindegewebsstabilisierende und entzündungshemmende Mineralien, die bei der Hashimoto-Thyreoiditis im frühen Entzündungsstadium in der Schilddrüse besonders gebraucht werden und die Widerstandsfähigkeit der Schilddrüsenzellen erhöhen.

Mein Rat: Wenn Sie diese Kur drei Wochen lang konsequent durchgeführt haben, ziehen Sie Bilanz darüber, wie sehr sich Ihre Beschwerden darunter verbessert haben und entscheiden dann, ob Sie die Schüßler-Therapie noch einmal drei Wochen lang fortsetzen wollen. Leichtere Fälle sind darunter schon zur Ausheilung gekommen, und auch schwierige Fälle sind dadurch effektiv gemildert worden. Es spricht auch nichts dagegen, diese Behandlung über viele Monate fortzusetzen. Wenn man einmal gespürt hat, wie es einem danach besser ging, wird man geneigt sein, diesen Effekt noch nachhaltiger ausfallen zu lassen und sich weiter behandeln. Ein Hemmschuh ist da oft der pappige, kreidige Geschmack der Schmelztabletten. Sie können hier ohne Probleme auf homöopathische Kügelchen wechseln, die weit verträglicher sind, und nehmen etwa fünf Kügelchen pro Schmelztablette als Ersatz.

Typisch für die Hashimoto-Thyreoiditis im aktiven Stadium der fulminanten Entzündung ist die Kombination zwischen den Symptomen Angst und Schwäche. Es gibt ein Schüßler-Salz, das als Gegenmittel im besonderen Maß für die Behandlung geeignet ist: **Arsenum jodatum D6**, die Nr. 24. Nehmen Sie dieses Salz häufiger in Form der heißen Zubereitung zu sich, vor allem, wenn sich die Ängste mitunter zu einer Panikattacke zuspitzen. Das ist bei Hashimoto in der Regel nur äußerst selten der Fall, vor allem im akuten Entzündungsstadium, dann aber genauso intensiv wie das Menschen beim Morbus Basedow erleben. Hier helfen 10 Tabletten Nr. 24 in einem Glas heißen Wassers, gut umrühren, schluckweise leer trinken.

Weiterhin in Frage kommen Salze, die schon in die Richtung einer homöopathischen Konstitutionstherapie weisen, und bei denen Sie sich auf einen möglichen seelischen Kernkonflikt besinnen sollen, der möglicherweise die Hashimoto hervorgerufen hat.

Diese Salze sind die folgenden:

Nr. 1 Calcium fluoratum D12

Hier werden die Ängste durch einen Verlust von Sicherheit und Schutz in Ihrem Leben hervorgerufen.

Sie haben Existenzängste, verlieren Gewicht, Ihr Körper wird sichtlich weicher und schlaffer, Ihre Wunden heilen schlecht, die Zähne entwickeln Karies oder verfärben sich.

Nr. 5 Kalium phosphoricum D6:

Ein Bedarf an diesem Salz entsteht im Laufe von Monaten oder Jahren durch Stress und manifestiert sich in Form einer Schwäche und Abgeschlagenheit in Verbindung mit einer Durchschlafstörung. Der Schlaf leidet, weil Ihnen viele Termine durch den Kopf gehen. Sie tragen viel Verantwortung und wissen nicht mehr, wie Sie das alles schaffen sollen. Sie entwickeln Mundgeruch, Ihr Gesicht ist grau.

Nr. 13 Kalium arsenicosum D6:

Dieses Schüßler-Ergänzungssalz ist die Variante von Nr. 5 für das Alter. Es wirkt am Besten bei Menschen jenseits der 50, die zunehmend Angst vor dem Alter und dem Sterben entwickeln. Sie frieren leichter, weil die Lebenswärme nachgelassen hat, und neigen zu Herzrhythmusstörungen. Menschen mit Hashimoto-Thyreoiditis sind häufig ängstlich verkrampft und werden dabei genau bis hin zum Ordnungszwang. In diesem Fall sollten Sie dieses Salz anwenden, um wieder locker werden zu können.

Nr. 24 Arsenum jodatum D6:

Dieses Salz, von dem wir oben schon gehört haben, ist eine Kombination der Nr. 13 mit der Nr. 15. Im Vordergrund stehen Schwäche und Existenzängste, eine unreine Haut, Allergien. Dieses Salz hilft am Besten gegen Ängste und ist wie gesagt Ihr erstes Salz, das Sie ergänzend zur Hashimoto-Kur in hoher Dosierung bis 50 Tabletten täglich probieren sollten, wenn Sie gerade durch eine Angstphase gehen. Sie lutschen diese Tabletten hintereinander oder geben jeweils 10 Tabletten in ein Glas heißen Wassers. Wiederholen Sie die Anwendung, sobald eine neue Verschlechterung eintreten sollte.

Nr. 25 Aurum chloratum natronatum D6:

Menschen, die dieses Salz brauchen, klagen über Versagensängste und Schlaflosigkeit. Es sind körperlich eher stämmige, wirtschaftlich meist auffallend tüchtige Menschen, die geschäftliche Verluste oder sonstige wirtschaftliche Einbrüche hinter sich haben und unbeirrt daran arbeiten, sich wieder aus der Misere zu befreien.

Nr. 26 Selenum D6:

In diesem Fall sind Versagensängste mit Schwäche gepaart.

Man fühlt sich den Aufgaben des Lebens nicht gewachsen, weil man sich nicht für kompetent genug hält, aber auch, weil einen eine körperliche Schwäche dauernd auf die Couch vor den Fernseher treibt.

Homöopathie bei Hashimoto

Eine energetische Heilweise wie die Homöopathie kann uns dabei helfen, psychosomatische Regulationsversuche wie beispielsweise die Hashimoto-Erkrankung nach großen Kränkungen zu umgehen oder sogar aufzulösen, indem man Arzneien einnimmt, die ähnlich bedrohliche oder quälende Verletzungen als Essenz in sich bergen. Das können tierische Gifte sein, die von den Tieren, von denen sie stammen, als Abwehrmechanismus produziert wurden für den äußersten Notfall. Eine Giftschlange oder eine Biene, die von einem Angreifer in ihrem Leben bedroht werden, halten für diesen Fall ein tödliches Gift bereit, das Ihnen als Mensch beispielsweise fehlt, wenn Sie gerade Ihren Partner an eine Konkurrentin verloren haben und davon krank werden sollten. Oder einem Konkurrenten am Arbeitsplatz den Vortritt lassen mussten im Kampf um eine Position, die eigentlich Ihnen zugestanden wäre. Um die Wut und die Kränkung, die in Ihnen nun steckt, nicht zerstörerisch gegen die eigene Schilddrüse zu lenken, können Sie hier dankbar die Weisheit von Tieren annehmen, die sich eine Giftspritze für dergleichen Gelegenheiten wachsen lassen haben. Schlangengifte wie Naja, Lachesis oder das Gift der Honigbiene, Apis, sind hier bekannte Beispiele. Sie denken an diese Arzneien, wenn die Heftigkeit ihrer Gefühle denen dieser Tiere bei Bedrohung entspricht. Auch Jahre nach solchen krank machenden Einflüssen können diese Gifte sehr heilend für Sie sein. Wenn Sie wissen wollen, ob diese für Sie in Frage kommen, dann prüfen Sie nicht so sehr

Ihre momentanen Gefühle, sondern Sie stellen sich folgende Fragen:

Seit wann besteht die Hashimoto wirklich?

Welches Trauma damals könnte sie ausgelöst haben?

Was habe ich damals empfunden?

Demzufolge denken Sie dann bei Arzneien beispielsweise an

Lachesis

Wenn Sie ein sinnlicher Mensch sind, für den die Sexualität eine hohe Bedeutung hat, und wenn Sie innerliche Hitze aufweisen, sich leicht am Hals und am Bauch bedrängt fühlen und zum Schimpfen neigen, wenn man Sie provoziert, nehmen Sie einmalig fünf Kügelchen der Potenz C30 dieser Arznei.

Apis

Wenn Sie menschlich ein Sonnenschein sind, der äußerst fleißig ist und den Partner in jeder Hinsicht umsorgt in der Absicht, aus ihm eine Drohne zu machen, die ohne Sie gar nicht mehr existieren kann, sind Sie ein Bienchen, und Apis ist das Bienengift, wenn die Sache nicht mehr so gut läuft. Wenn der

Partner sich beispielsweise innerlich ablöst und Sie heimlich zu betrügen anfängt, dann versuchen Sie einmal diese Arznei, die vor allem bei stechenden Beschwerden und Schwellneigung der Schilddrüse angezeigt ist. Auch hier ist es sinnvoll, einmalig die Potenz C30 zu versuchen und dann nach Gefühl weiter anzuwenden.

Naja

Diese Arznei hilft bei Menschen mit Herzschwäche und Herzrhythmusstörungen besonders gut und wird bei der Hashimoto empfohlen, wenn diese mit dem Gefühl einhergeht, seine ganze Existenz durch den möglichen Verlust des Partners aufgeben zu müssen und nicht mehr leben zu können. Wenn man glaubt, dass einem davon das Herz stehen bleiben muss.

Wenn Ihre innerliche Antwort auf Gefühlstraumata viel milder ausfällt, Sie nicht vor Zorn kochen oder vor Wut alles klein schlagen wollten, kurz: Wenn Sie eigentlich nicht unter Wut, Bitterkeit und Gram leiden, sondern eher eine Taubheit, ein Nichtfühlen an der Tagesordnung stehen, dann müssen Sie Ihre Heilmittel woanders suchen. Das kann ein Homöopath für Sie tun, oder Sie lesen hier weiter und öffnen sich der Vorstellung, es selbständig mit einer dieser Arzneien zu versuchen.

Wenn Sie sich sagen, es ist in meinem Leben eigentlich nichts Dramatisches passiert, die Hashimoto-

Thyreoiditis kam aus einem allgemeinen Gefühl der Überforderung heraus, wobei diese Überforderung sowohl beruflich wie auch privat bestand, dann sind Sie besser damit beraten, Arzneien einzusetzen, die die Ausreifung als Person fördern können. Die stärksten Arzneien in dieser Hinsicht sind hier die Milchen. Das heißt, die Muttermilch von Tieren oder von Menschen, deren Zweck es ja nicht nur ist, ein Baby zu ernähren, sondern auch über Eiweißstoffe Erfahrung weiter zu geben, die eine weitere Ausreifung des kleinen Lebewesens nach der Geburt bedingt. Wir stillen unser Kind nicht nur, um seinen Stoffwechsel zu bedienen, sondern, um einen menschlichen Austausch von Groß und Klein, von Geformt und Ungeformt, von Alt und Jung, Erfahren und Unerfahren herbeizuführen, der manchmal ja nicht ausreichend sein kann, weil die Mutter, die die Milch bildet, selbst das Gefühl hat, dass ihr noch etwas an Kraft und Stärke und Erfahrung fehlt. Oder die Umwelt nicht danach ist, diese Ausreifung zuzulassen. Hier wird die Hashimoto zu einer späten Sichtbarwerdung dieser Verhältnisse, dass man als Baby gar keine Zeit hatte, sich durch Reifung und Rundung der Persönlichkeit ausreichend auf die Wirrnisse des Lebens einzustellen. Diese Form der Hashimoto-Thyreoiditis kann man nach homöopathischer Tradition mit Milchen heilen. Davon gibt es folgende interessante Möglichkeiten.

Lac maternum

Das ist mein ein absoluter Liebling. Es handelt sich hier um Muttermilch von verschiedenen Müttern, die ihrem

Kind naturgemäß alle etwas zu sagen haben. Es sind auch ganz liebevolle darunter. Mit einer Gabe von Lac maternum C200 (erhältlich beispielsweise von Remedia, einem Homöopathiehersteller in Österreich, www.remedia.at) werden viele Menschen mit Hashimoto-Thyreoiditis ein Gefühl des Trosts und der innerlichen Wärme entwickeln, die ihnen aus der Krankheit hilft. Man nimmt einmalig fünf Kügelchen, kann das im Laufe der Zeit nach Gefühl wiederholen und auch auf höhere Potenzen, beispielsweise C1000 gehen.

Lac humanum femininum bzw. masculinum

Auch diese Form der Muttermilch einer einzelnen Frau, die entweder ein weibliches oder ein männliches Baby hatte, ist einzeln bestellbar. Ich empfehle diese Arznei dann, wenn man insgesamt zu Allergien, Überempfindlichkeitsreaktionen neigt und auch leicht Nebenwirkungen bei chemischen Arzneien hat. Da würde ich als Frau einmalig Lac humanum femininum und als Mann Lac humanum masculinum einnehmen als C30, um eine Vielstimmigkeit der Arzneien zu vermeiden und mich gleichsam auf die Heilkraft einer Mutter konzentrieren.

Lac bovinum / defloratum

Die Kuhmilch vermittelt den Gemeinschaftssinn einer Kuhherde, ein interessanter Impuls für Menschen, die ihre Hashimoto in der Entfremdung der Großstadt erlebt und sich dabei innerlich verloren haben. Menschen, denen es schwer fällt, Kontakt mit anderen Menschen zu halten und die vereinsamen. Es ist die beste Arznei bei Menschen mit Hashimoto-Thyreoiditis in Verbindung mit häufigen Entzündungen der Nasennebenhöhlen und Kopfschmerzen.

Lac suis

Schweinemilch hat eine gute Wirkung auf Menschen, die eine Missbrauchssituation erlebt haben. Deshalb handelt es sich hier wohl um die wichtigste Arznei in frühen Fällen von Hashimoto-Thyreoiditis, die schon in der Pubertät auftreten. Der Arzt ist hier angehalten, über Missbrauch Fragen zu stellen, wobei es nicht immer die an Hashimoto erkrankte Person missbraucht sein muss, sondern öfters seelische Verletzungen dahinter liegen, die in früheren Generation gemacht und mit der „Muttermilch" weitergegeben wurden.

Die Diskussion homöopathischer Arzneien möchte ich an dieser Stelle abbrechen, da Sie nun ja schon viele Anregungen bekommen haben und nicht das Gefühl der Beliebigkeit der Behandlungsmöglichkeiten entwickeln sollen. Sie können eine Hashimoto aus eigener Kraft entwickeln, indem Sie die seelische Ursache, die für sie verantwortlich war, überwinden und ausheilen lassen. Das geht auch ganz ohne Arznei, wird manchmal aber durch Arzneien besser angestoßen und aufgelöst als ohne diese Arzneien. Ich würde in jedem Fall die

Schüßler-Salze ausprobieren. Zuerst die Kur machen. Dann als Bedarfsmedikation einsetzen. Weiterhin mich mit Düften anfreunden und diese bewusst anwenden. Letztendlich unter den Milchen jene Milch anwenden, die Ihnen am meisten zusagt und ihre Heilwirkung spüren. Es wird nach meiner Erfahrung wenige Menschen geben, die diese gar nicht benötigen, also versuchen Sie das. Und es gibt viele, die dadurch den inneren Frieden erfahren, der ihnen auch bei der Ausheilung einer Hashimoto behilflich ist.

Schlusswort

Die Hashimoto-Thyreoiditis ist heilbar und wird in den meisten Fällen im Laufe der Jahre wieder gut, auch wenn Sie gar nichts für Ihre Gesundung tun. Dieses Buch wurde für die zehn Prozent von Hashimoto-Kranken geschrieben, die durch Lebensumstände und ihre Wesensstruktur nicht auf diese Spontanheilung hoffen dürfen, sondern aktiv mit Arzneien gegen die Krankheit vorgehen müssen. Sie werden in Ihrem speziellen Fall vielleicht ahnen oder sogar spüren, wohin die Reise geht. Manchmal reicht es aus, die Verbindung zwischen Erkrankung und einer Lebenssituation zu erkennen. Man nennt das Katharsis, und in der Psychologie vertraut man darauf, dass durch diese Katharsis auch Heilung eintritt.

Ich möchte Ihnen in diesem Buch aber auch verschiedene Tipps an die Hand geben, wie man die konventionelle Behandlung einer Hashimoto-Therapie biologischer und für den Betroffenen bekömmlicher machen kann. Entweder, indem man Hormonersatztabletten reduziert oder absetzt oder sie mit Schilddrüsenextrakt oder anderen Arzneien ersetzt.

Ich wünsche Ihnen auf dem Weg zur Gesundung viel Erfolg!

Therapeutenliste

Folgende erfahrene Heilpraktiker haben die Grundausbildung Ganzheitliche Schilddrüsentherapie in meinem Zentrum absolviert:

HP Birgit Dingeldey
Klassische Homöopathie
Zwingenbergerstraße 10
64665 Alsbach
Tel. 06257 - 69345
Email: kontakt@homoeopathie-dingeldey.de
www.homoeopathie-dingeldey.de

HP Gisela Pagel
Klassische Homöopathie
Humboldtstraße 78
40237 Düsseldorf
Tel. 0211 - 2107648
Email: info@praxis-pagel.de
www.praxis-pagel.de

HP Thomas Pass
Master of Chinese Medicine
Bahnhofstraße 14
93176 Beratzhausen
Tel. 09493 - 9519640
Email: thomas.pass@gmx.de
www.naturheilpraxis-pass.de

HP Dagmar Ruoff
Stoffwechselmedizin
Gartenstraße 39
72764 Reutlingen
Tel. 07121 - 6950026
Email: praxis@dagmarruoff.de
www.dagmarruoff.de

Eine weitere häufige Frage ist die nach Ärzten, die Schilddrüsenextrakt verordnen.

Dr. Siegfried Schlett von der **Klösterl-Apotheke** in München, die das Extrakt herstellt und vertreibt, steht Ihnen als Ansprechpartner für verordnende Ärzte zur Verfügung. Sie können ihn unter der Telefonnummer **089-54343293** erreichen. Seine Email-Adresse: **schlett@kloesterl.de**

Außerdem sind mir folgende Adressen von Ärzten bekannt, die ganzheitliche Schilddrüsentherapie betreiben und auch Schilddrüsenextrakt verordnen:

PLZ-Bereich

3

30161 Hannover, Oskar-Winter-Straße 9: Peter Wolf, Tel.: 05 11 - 39 36-39

33178 Borchen , Twete 12: Ute Schulte, Tel.: 05251 - 10 80 88

34117 Kassel , Garde-du-Corps-Str. 7: Harald Schmitt, Tel.: 05 61 - 77 32 18

34560 Fritzlar, Allee 6: Praxis Dres Siebert, Otto u. Szych, Tel.: 05 622 - 40 34

34621 Frielendorf-Verna, Sammetwiesen 17: Praxis Dres Blumenauer Tel.: 05 684 - 379

35466 Rabenau-Geilshausen, Weidenstraße 19: Praxis Dres Blecher und Boor, Tel.: 0 64 07 - 75 75

37691 Boffzen, Gartenstr. 40: Anton Linzner, Tel.: 0527-15 150

40699 Erkrath, Beckhauser Str. 50: Aleksandra Zittier, Tel.: 02104 - 40 016

40878 Ratingen, Brunostraße 10: Monika Nottebaum, Tel.: 02102 - 23 304

44139 Dortmund, Hohe Straße 37: Manuela Bindi, Tel.: 0231-7212430

44759 Bochum, Springorumallee 2: B. L. Herrmann, Tel.: 02 34 - 97 83 43 30

45659 Recklinghausen, Sandweg 2: Therese Rasch-Nawrath, Tel. 02 361 - 16 666

46149 Essen, Sommerburgstraße 34: Praxis Dres Pfeifer und Kollegen, Tel.: +49-201-714444

46325 Borken, Am Kuhm 37: Susanne Empting, Tel.: 0 28 61 - 808 98 03

5

50389 Wesseling, Flach-Fengler-Straße 114: Praxis Dres Doumit und Willke, Tel.: 02 236 - 16 11

50737 Köln, Wilhelm-Ewald-Weg 1: Claudia Breuer, Tel. 0221 - 704063

50996 Köln, Schillingsrotter Straße 38: Oliver Hahn , Tel.: 02 21 - 3 40 86 02

51145 Köln, Frankfurter Str. 610: Ulrich Steglich, Tel.: 022 03 - 321 74

55124 Mainz, Kirchstraße 57: Eva Kierstein, Tel.: 0 61 31 - 21 96 96

58456 Witten, Wittener Str. 4: Petra Strotmann, Tel.: 0 23 02 - 5 96 98

6

63450 Hanau, Nürnberger Straße 2 a: Rudolph Weber, Tel. 06181-251120

64283 Darmstadt, Elisabethenstraße 5: Irene Münkhoff, Tel. 06151-2730430

64342 Seeheim-Jugenheim, Villastraße 9: Dr. Bettina Riese-Dillen, Tel. 06257-962369

64367 Mühltal, Ober-Ramstädter Straße 96 e: Carmen Kirstgen, Tel. 06151-8708272

64546 Mörfelden-Walldorf, Habichtswaldweg 11: Renate MacLean-Kroll, Tel. 06105-71188

69115 Heidelberg, Rohrbacher Straße 91: Jürgen Lipps, Tel. 06221-20737

69120 Heidelberg, Schröderstraße 46 a: Dorothea Brauß, Tel. 06221-6506666

9

90408 Nürnberg, Rollnerstraße 30: Joachim Schröder, Tel. 0911-362606

90478 Nürnberg, Findelwiesenstraße 8: Praxis Dres. Pekarek und Geistreiter, Tel. 0911-497377

90491 Nürnberg, Mommsenstraße 22: Ilse Schuh, Tel. 0911-5109240

91054 Erlangen, Hugenottenplatz 1: Dr. Janine Pekarek, Tel. 09131-201555

91056 Erlangen, Büchenbacher Anlage 17: Dr. Anke Lemmer, Tel. 09131-43833

91781 Weißenburg, Schwarzgasse 3: Praxis Dres. Wiesbacher und Michel, Tel. 09141-923460

93059 Regensburg, Weichser Weg 5: Praxis Dres Grewing, Klein, Weber, Tel. 0941-42370

94469 Deggendorf, Oberer Stadtplatz 1: Hella Fritsch-Zrenner, Tel. 0991-371530

95444 Bayreuth, Richard-Wagner-Straße 37: Monika Bonensteffen, Tel. 0921-50705381

96047 Bamberg, Markusstraße 5: Dr. Berndt Rieger, Tel. 0951-9179944

Der Autor

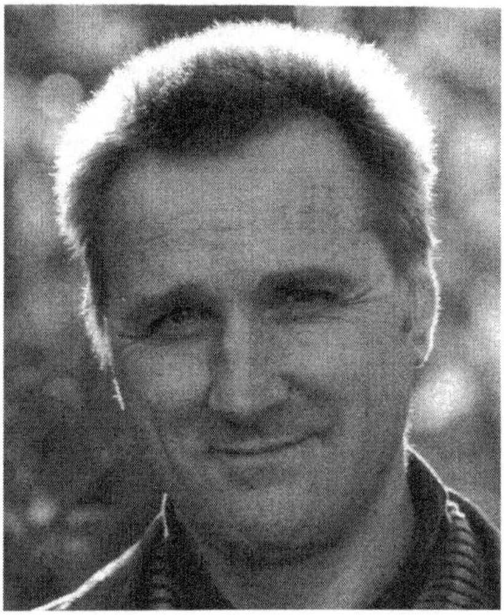

Dr. med. Berndt Rieger, 1962 in Kärnten geboren, lebte nach seinem Medizinstudium in Graz fünf Jahre in Los Angeles. Danach arbeitete er elf Jahre lang an verschiedenen Krankenhäusern in Österreich und Deutschland und legte im Jahr 2001 die Prüfung zum Facharzt aus Innerer Medizin ab. Seit 2002 ist Dr. Rieger als Internist und Naturarzt in Bamberg niedergelassen.

2005 gründete er das Zentrum für Traditionelle Europäische Medizin, eine Ausbildungsstelle für Heilpraktiker und Ärzte, in der auch Weiterbildungen für die ganzheitliche Schilddrüsenbehandlung angeboten werden. Dr. Rieger ist der Autor erfolgreicher Gesundheitsratgeber, darunter die Bestseller „Die Schilddrüse“ und „Hashimoto und Basedow“.
www.formen-der-erschoepfung.de

Für einen Termin in meiner Praxis schreiben Sie eine Email an: zentrumtem@gmx.de.

3142771R00110

Printed in Germany
by Amazon Distribution
GmbH, Leipzig